と

サウナの世界

～初心者から上級者まで、活用メソッド徹底解説～

松永武

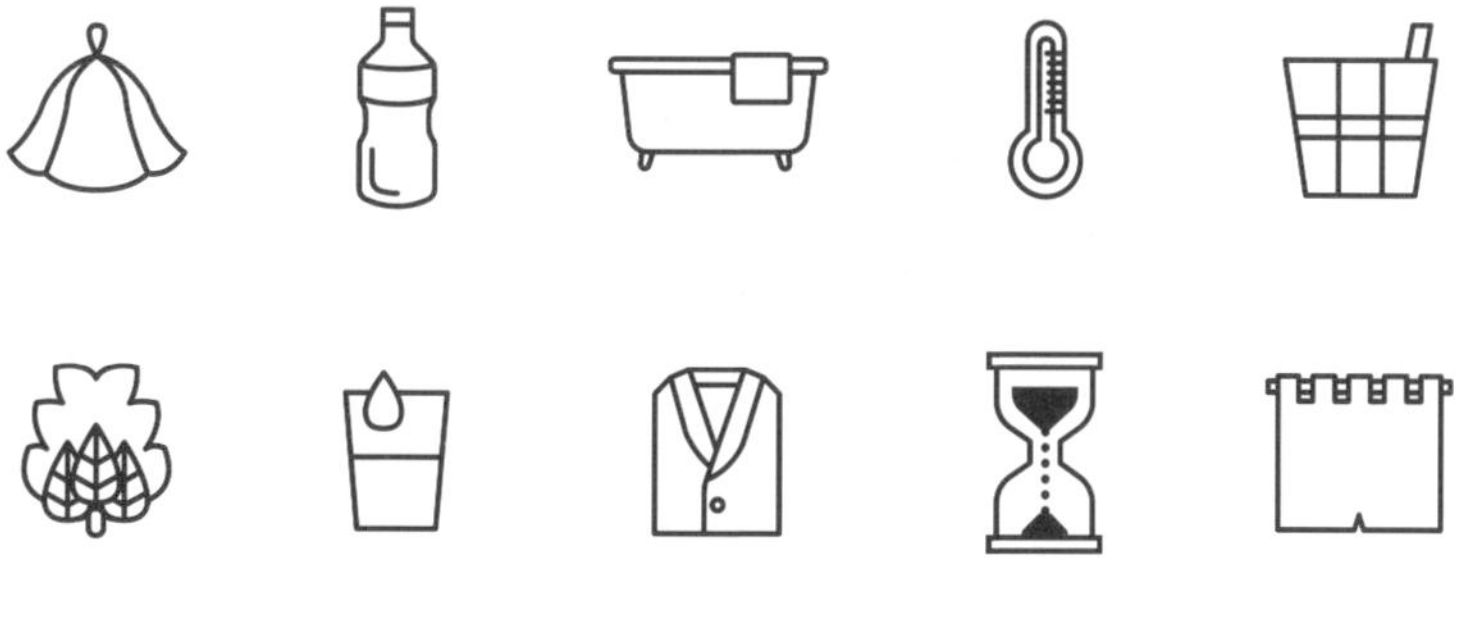

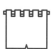

日本文芸社

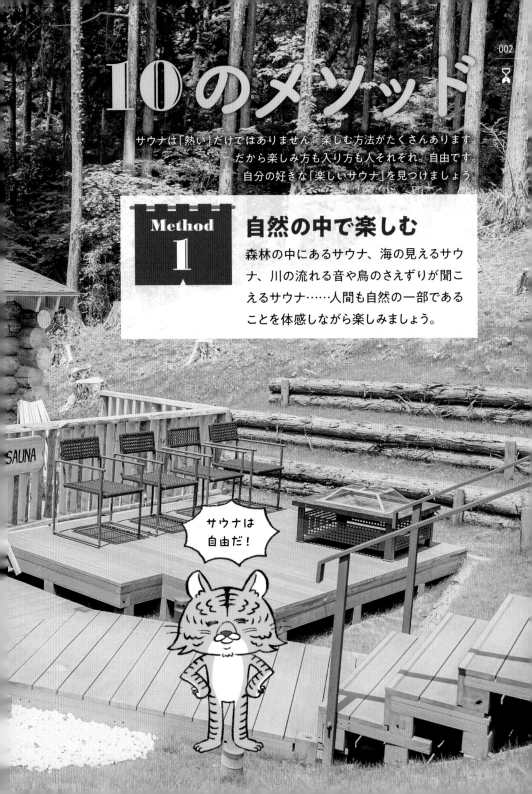

10のメソッド

サウナは「熱い」だけではありません。楽しむ方法がたくさんあります。
だから楽しみ方も入り方も人それぞれ。自由です。
自分の好きな「楽しいサウナ」を見つけましょう。

Method 1 自然の中で楽しむ

森林の中にあるサウナ、海の見えるサウナ、川の流れる音や鳥のさえずりが聞こえるサウナ……人間も自然の一部であることを体感しながら楽しみましょう。

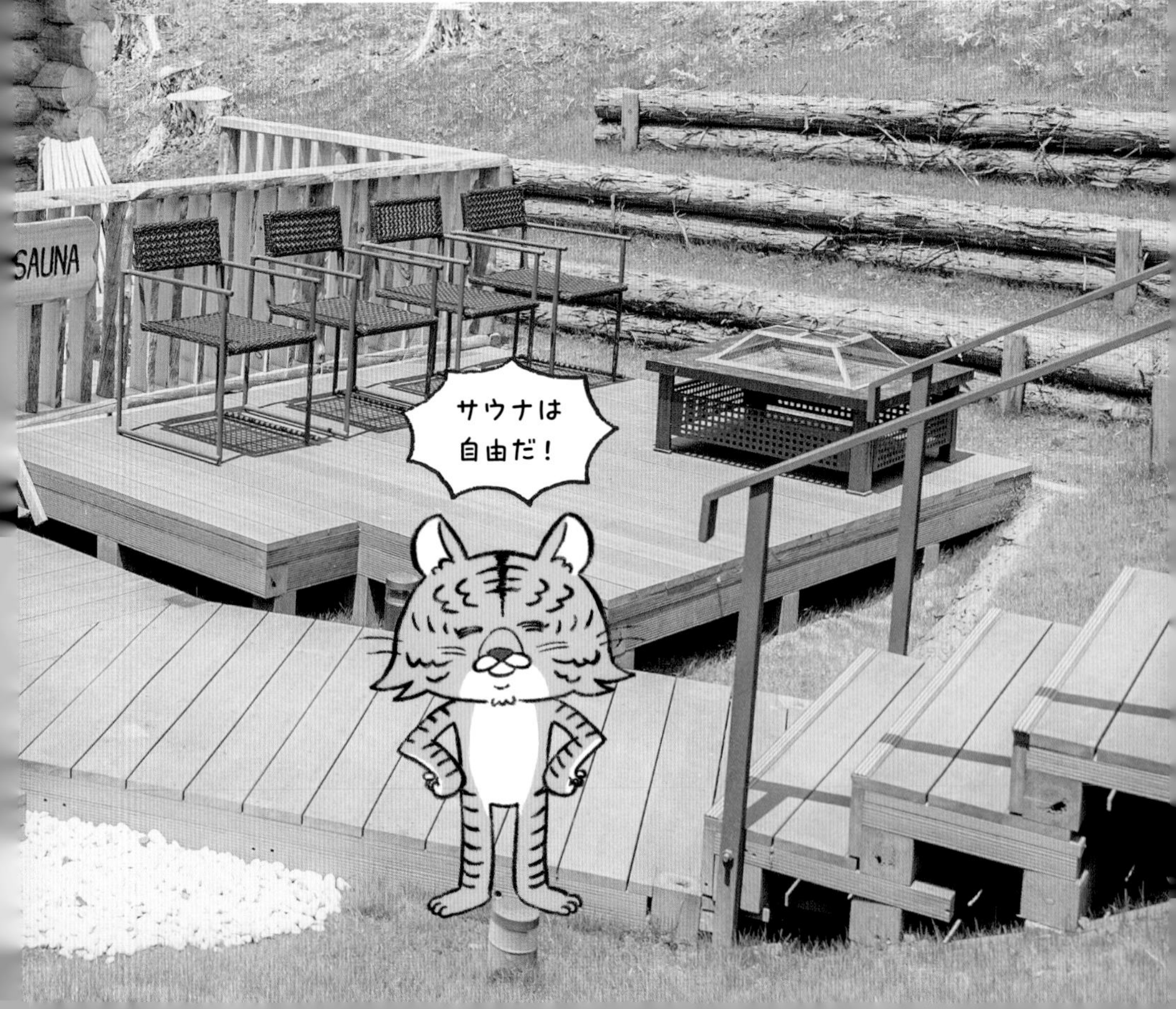
SAUNA
サウナは
自由だ！

サウナを楽しむ

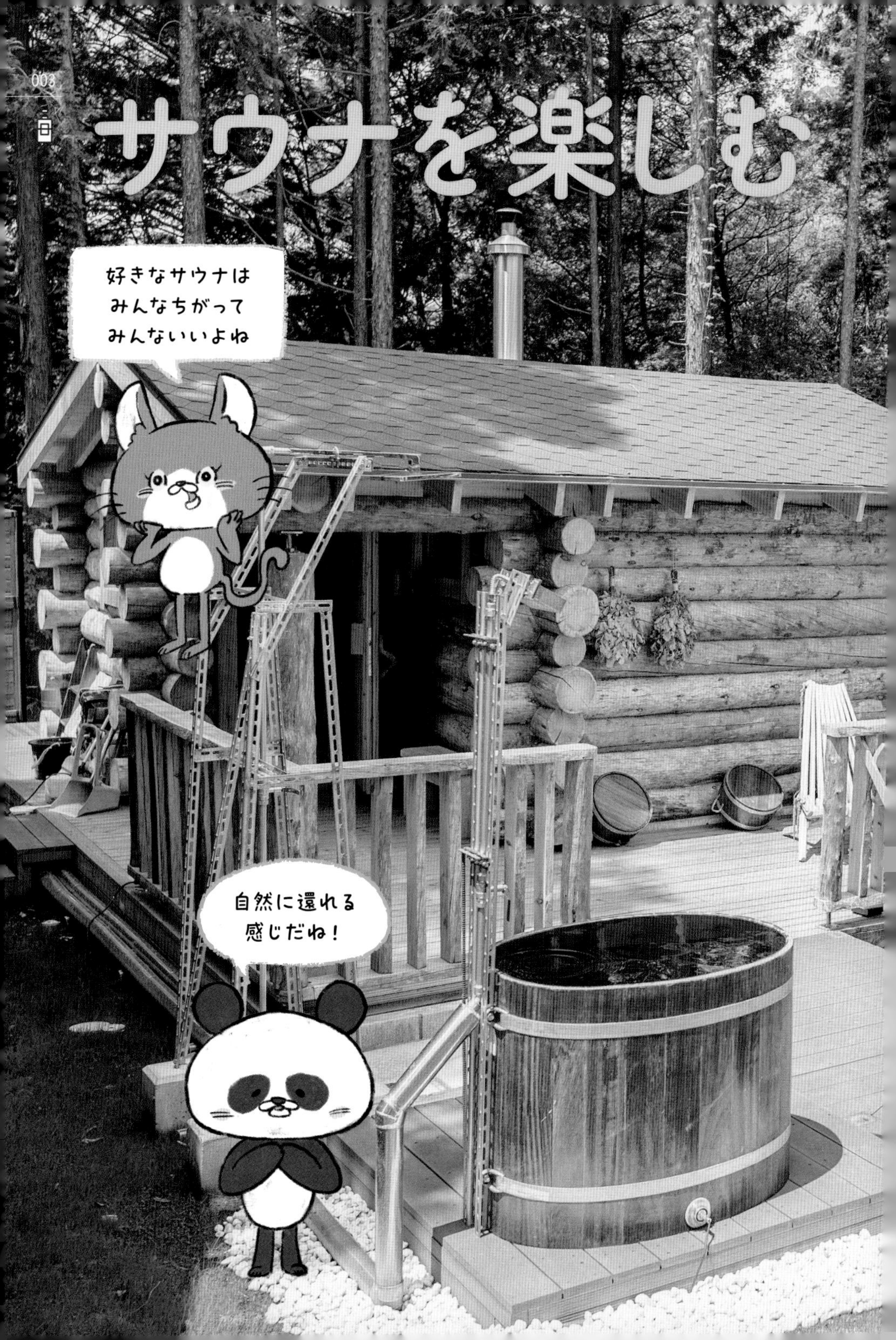

Method 2

五感で楽しむ

キャンドルの灯りや夜景を見ながら、水の流れる音や好きな音楽を聴きながら、熱や風を感じながら、アロマの香りも、休憩中のご飯も楽しみながら…さまざまな感覚を取り入れてサウナを楽しみましょう。

触覚も！

聴覚も！

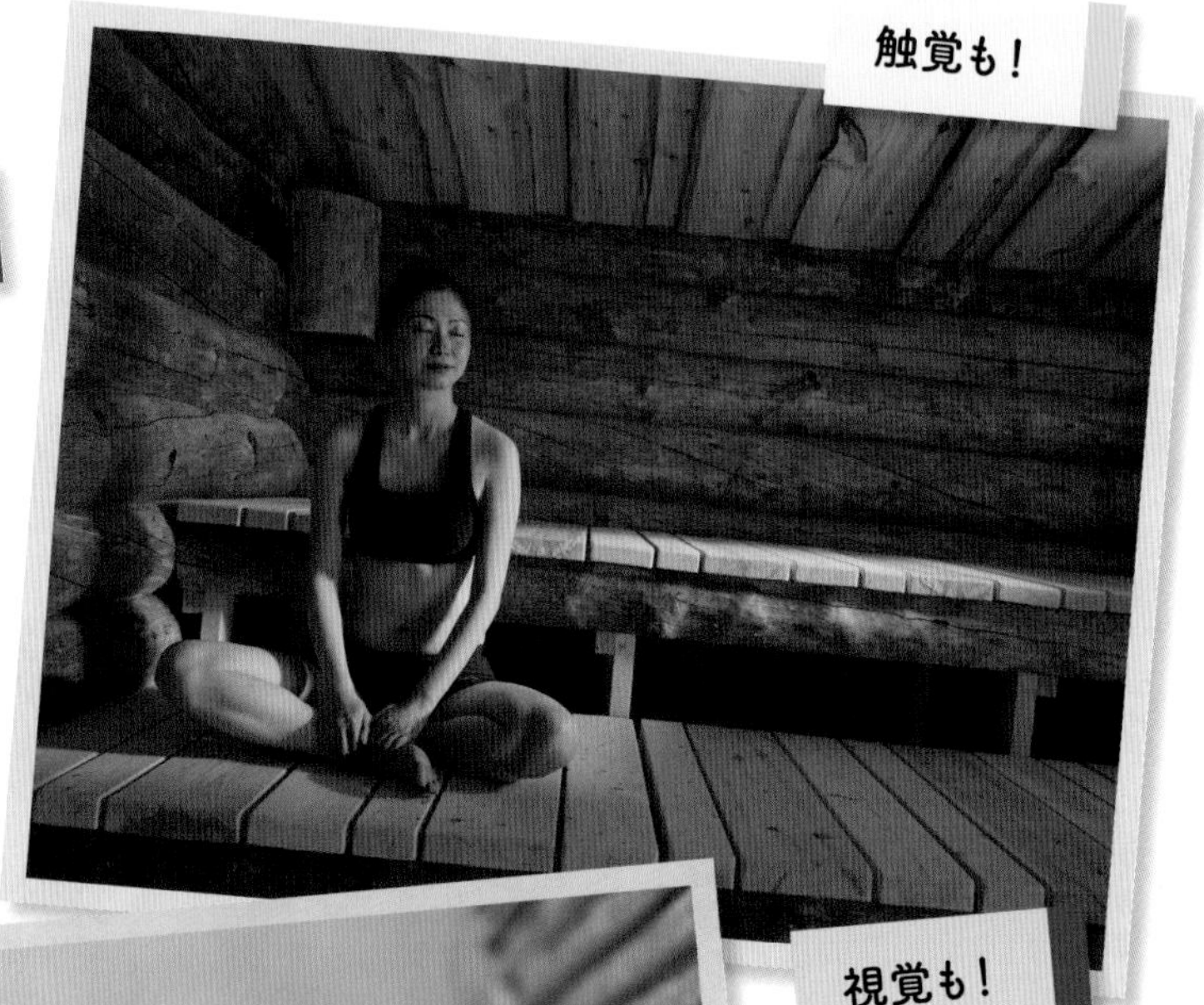

嗅覚も！

視覚も！

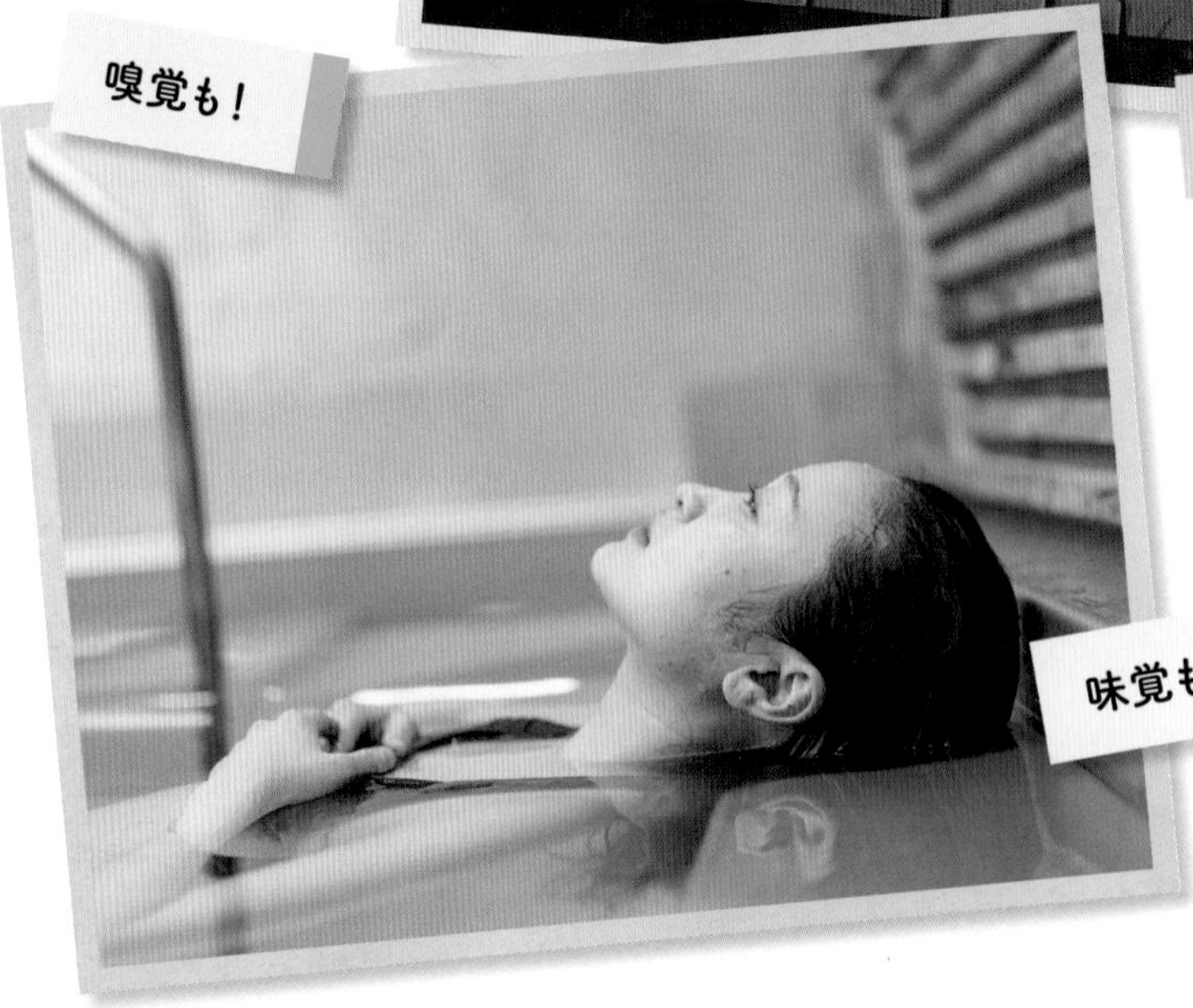

味覚も！

Method
3

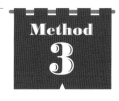

コミュニケーションを楽しむ

サウナの本場であるフィンランドでは「サウナ外交」という言葉があるくらい、サウナという熱い空間を共通体験することは、コミュニケーションを豊かにしてくれます。

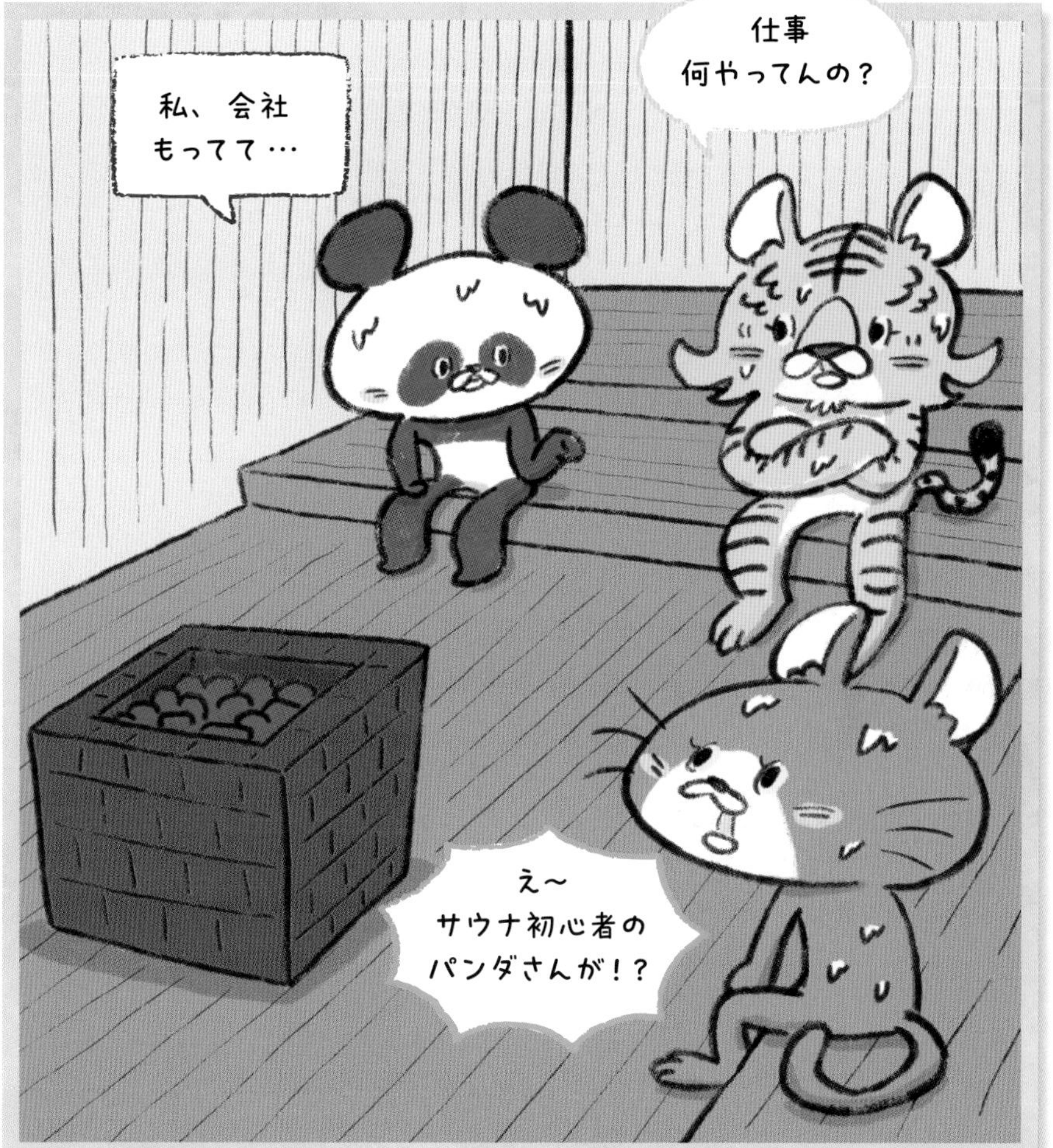

隣に座った人が実は社長だったなんてことも！

Method 4

いろいろなサウナを楽しむ

サウナには、温度、湿度、輻射熱、サイズ、質感、デザインなどさまざまな種類があります。体感の違うサウナをコースのように巡ることで、無限の楽しみが生まれます。

ケロサウナ

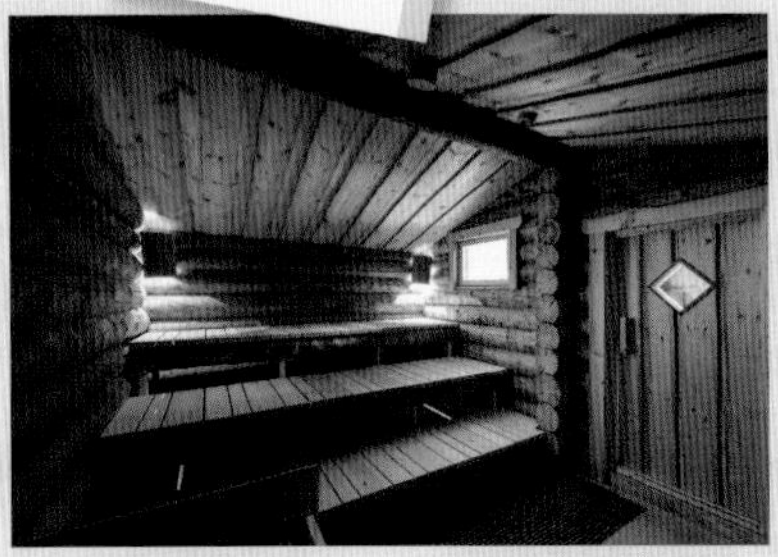

独特な香りが漂うケロ材を感じられるサウナ。

ベンベルグサウナ

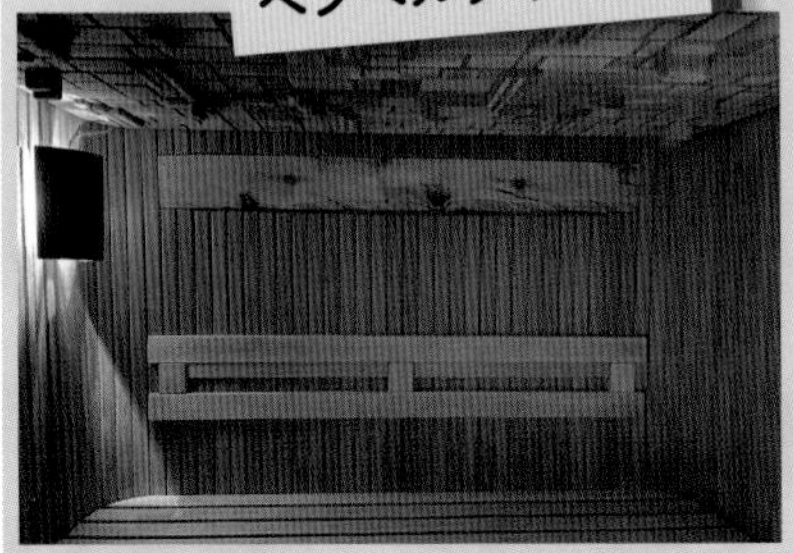

天井がデコボコしているベンベルグサウナ。ドイツの伝統的なサウナ。

マウンテンサウナ

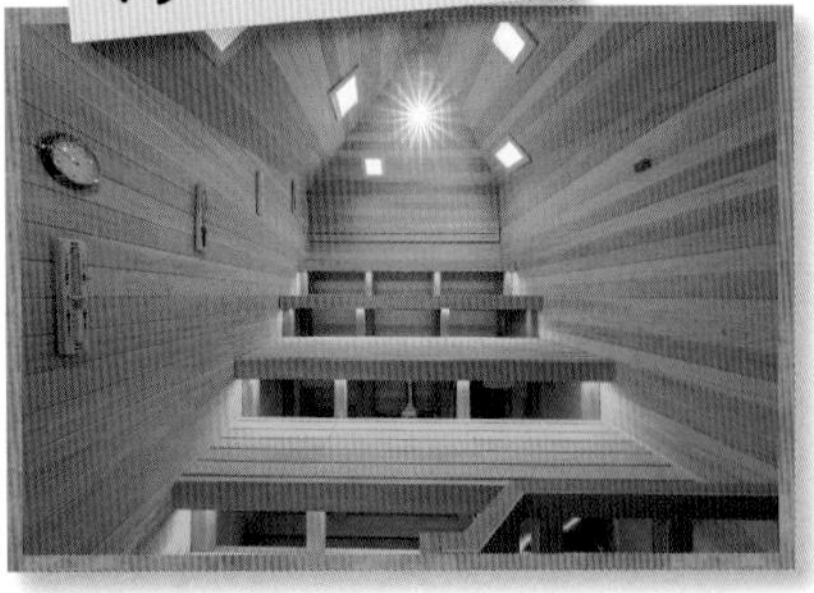

高低差のあるマウンテンサウナ。熱の違いが楽しめる！

テルマリウムサウナ

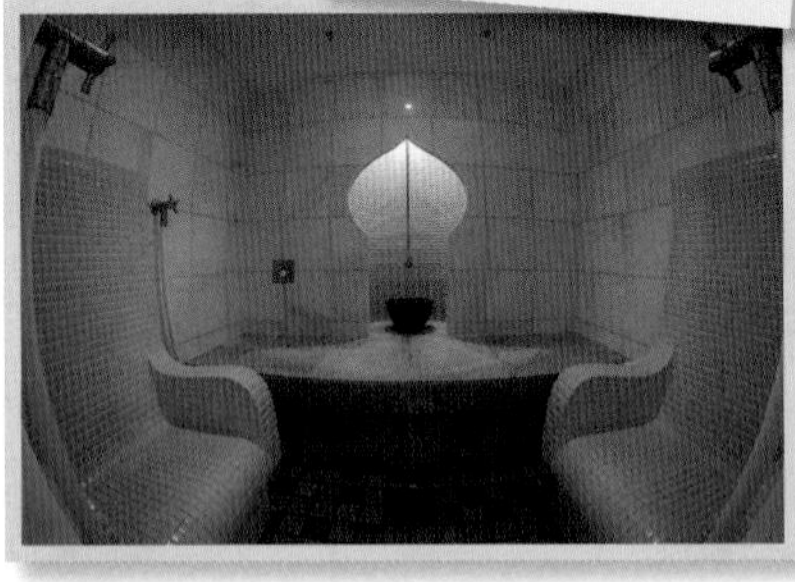

蒸気たっぷりのウェットサウナ。髪にも喉にも肌にも優しい！

Method 5

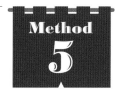

熱伝導の違いを楽しむ

サウナは「空間を温めて、体を温める行為」です。その空間を温める方法は、ロウリュ、アウフグースなどさまざま。熱の感じ方の変化を楽しみましょう。

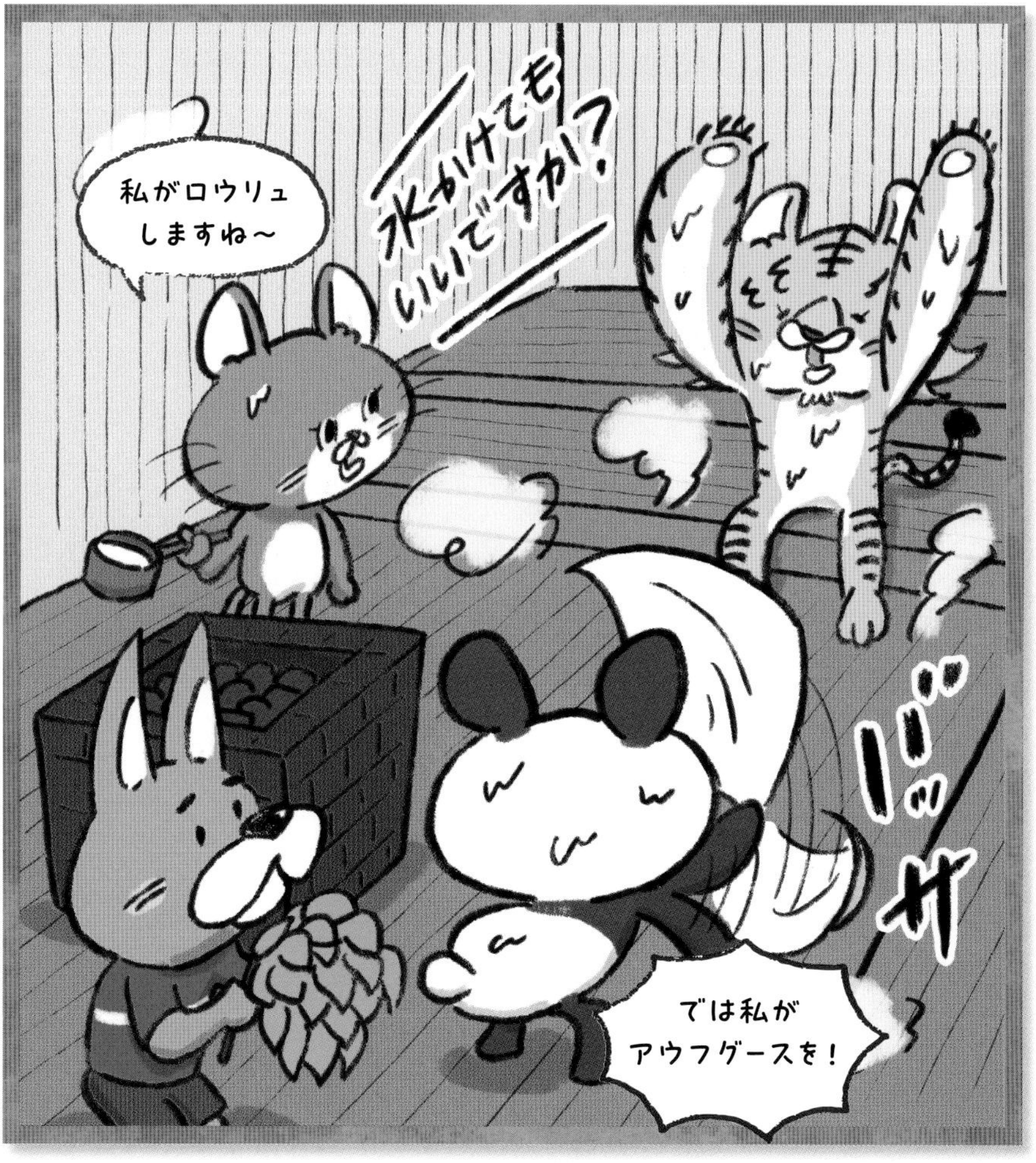
私がロウリュ
しますね～
水かけても
いいですか!?
バッサ
では私が
アウフグースを!

ロウリュやアウフグース（P94）をすることで、温度が上がります。
熱の感じ方の変化も楽しみましょう。

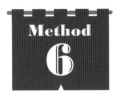

Method 6 登山のように楽しむ

どの山に誰とどのように登るかで楽しみ方が変わる登山は、サウナと似ています。さらに登山では「高地順応」が必要なように、サウナでも「熱順応」でより高みを目指します。

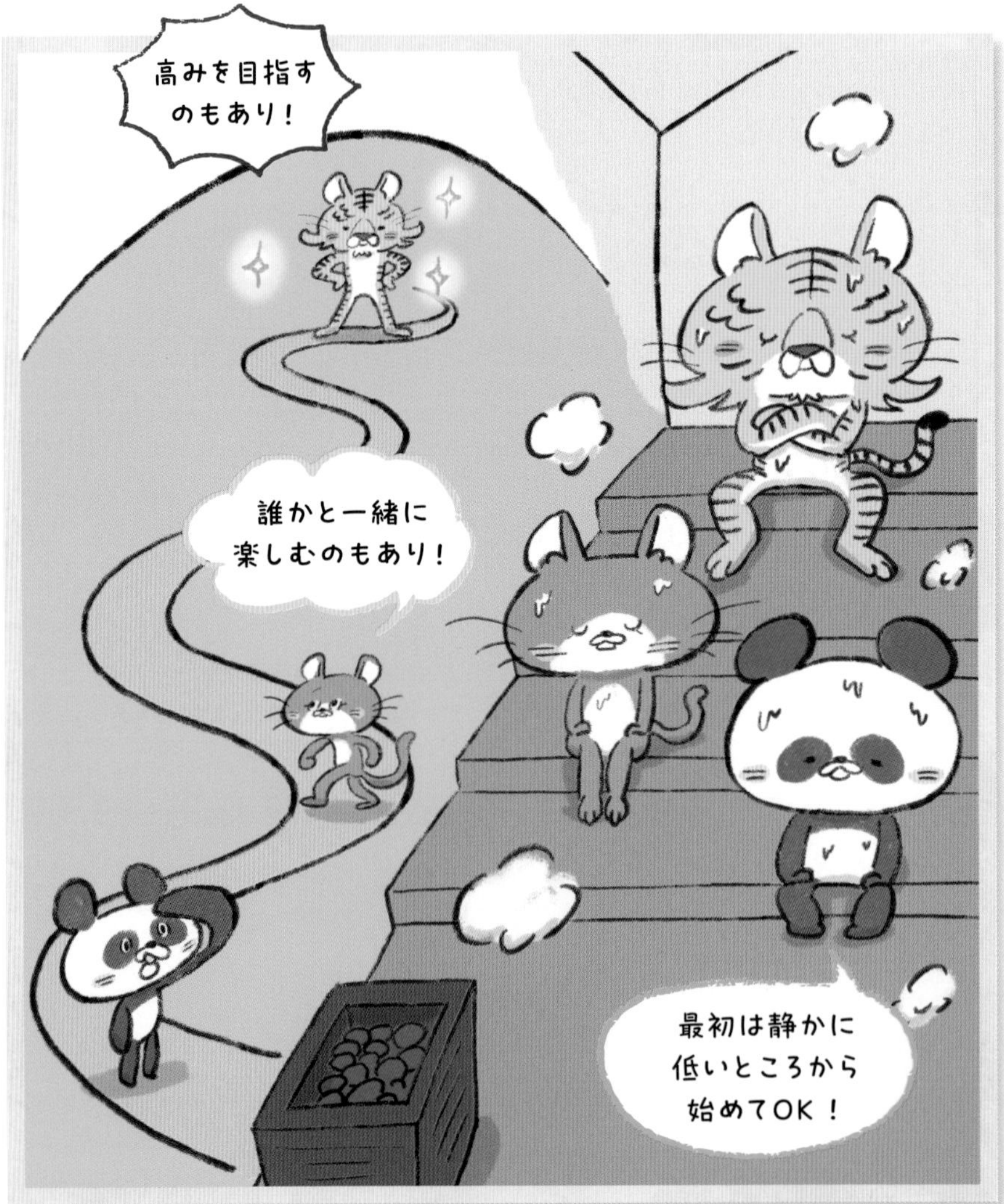
高みを目指すのもあり！
誰かと一緒に楽しむのもあり！
最初は静かに低いところから始めてOK！

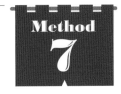

Method 7 スポーツとして競って楽しむ

心拍数をコントロールして、差分の数値を競い合う「スポーツサウナ」という新しい楽しみ方が誕生しています。

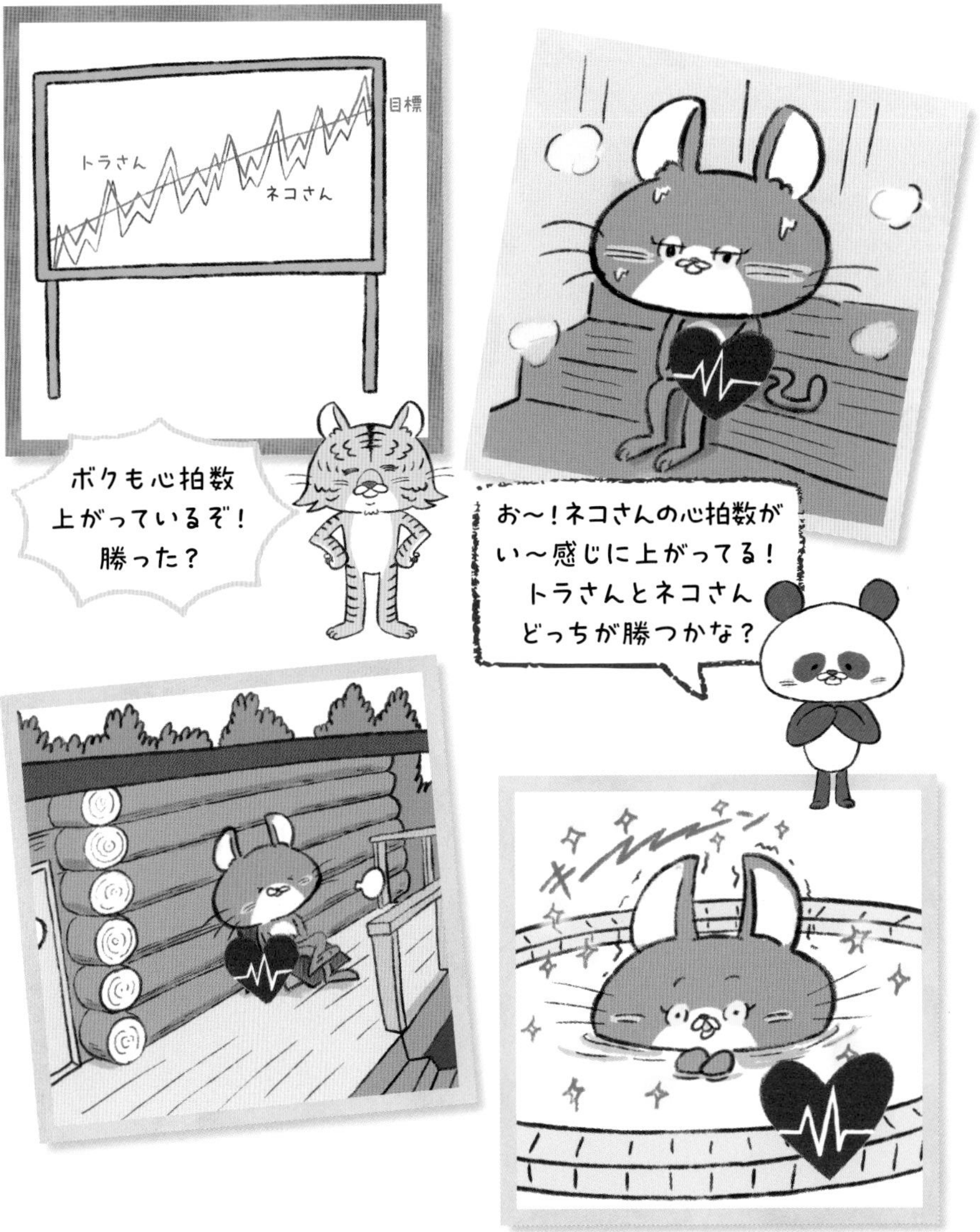
目標
トラさん
ネコさん
ボクも心拍数上がっているぞ！勝った？
お～！ネコさんの心拍数がい～感じに上がってる！トラさんとネコさんどっちが勝つかな？
キーン

Method 8

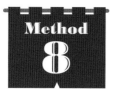

温冷浴で楽しむサウナ

サウナで「温める」「休める」「冷やす」をくり返す「温冷浴」をすると、血管が拡張したり、収縮したりします。これが血管のトレーニングになり、しなやかで強い血管を保てるようになります。さながら血管の筋トレですね。

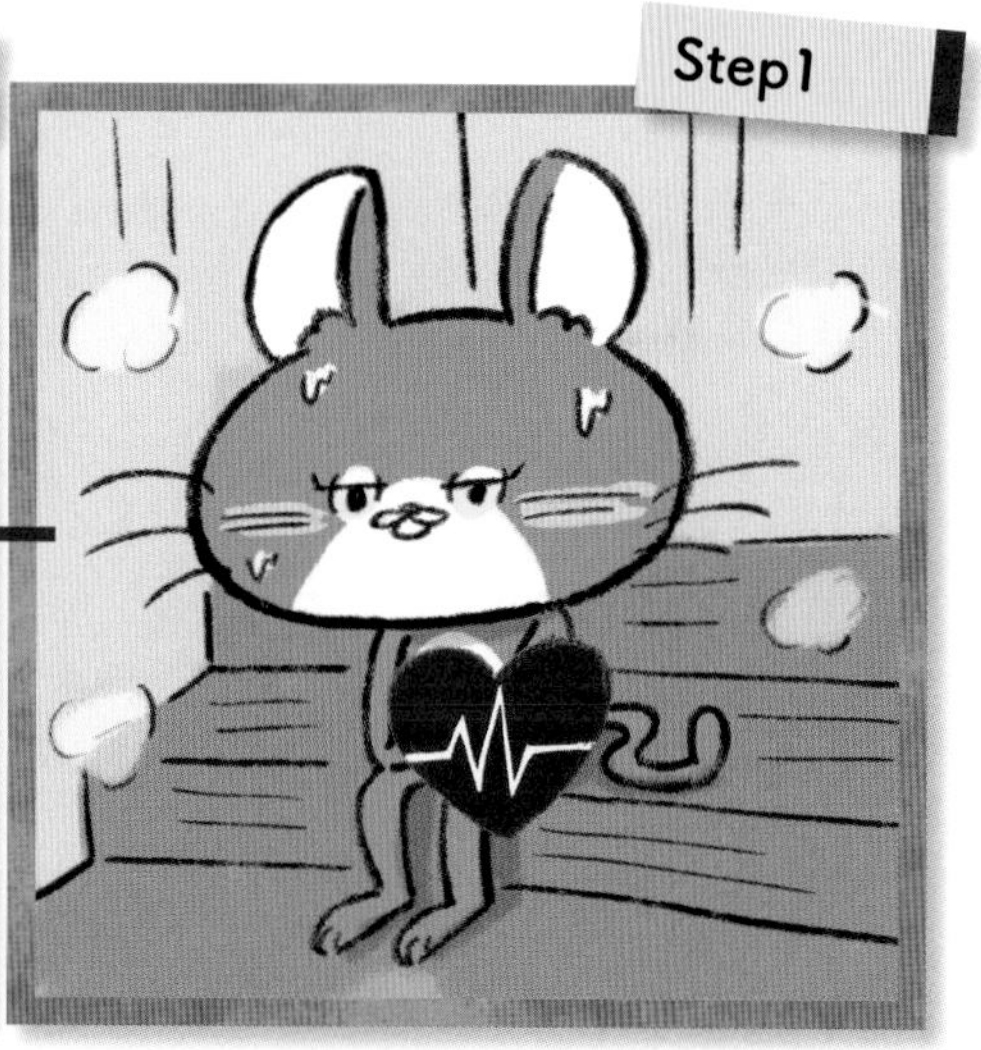
Step1

サウナで温める→血管が拡張

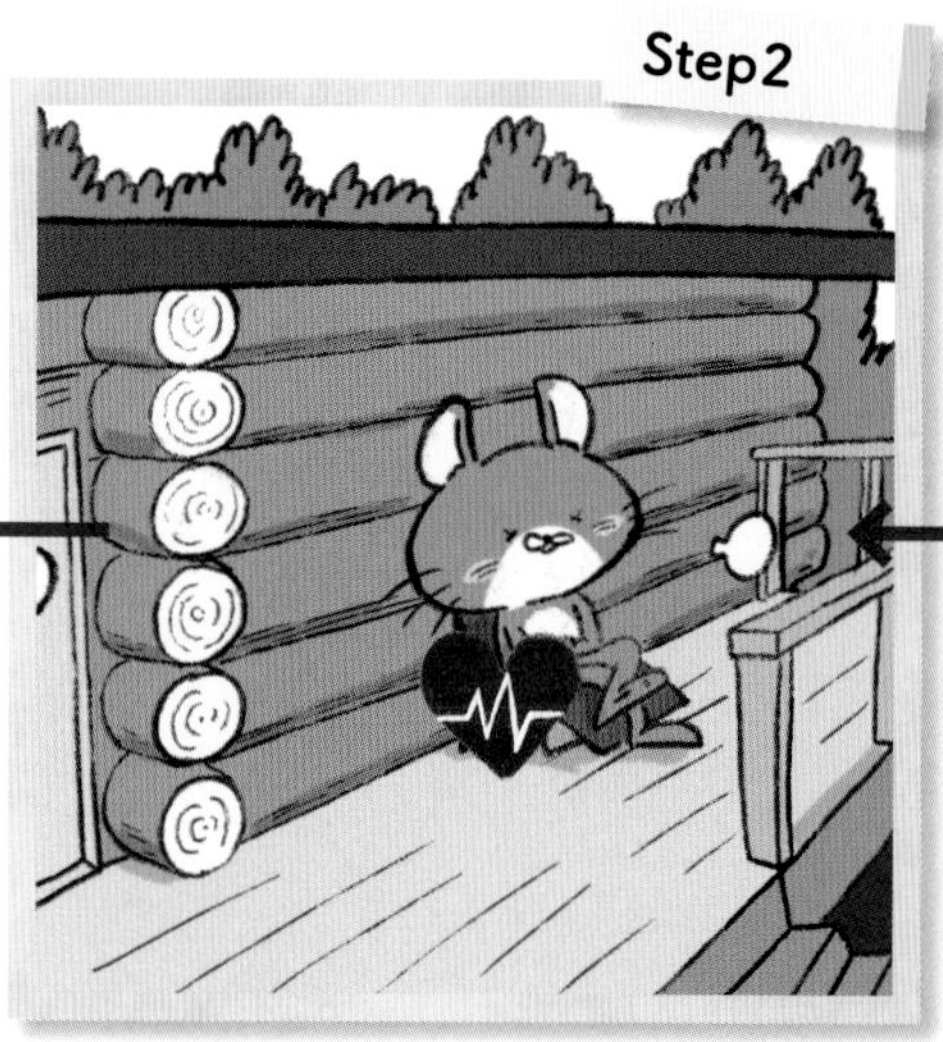
Step2

外気浴で休める→血管が収縮

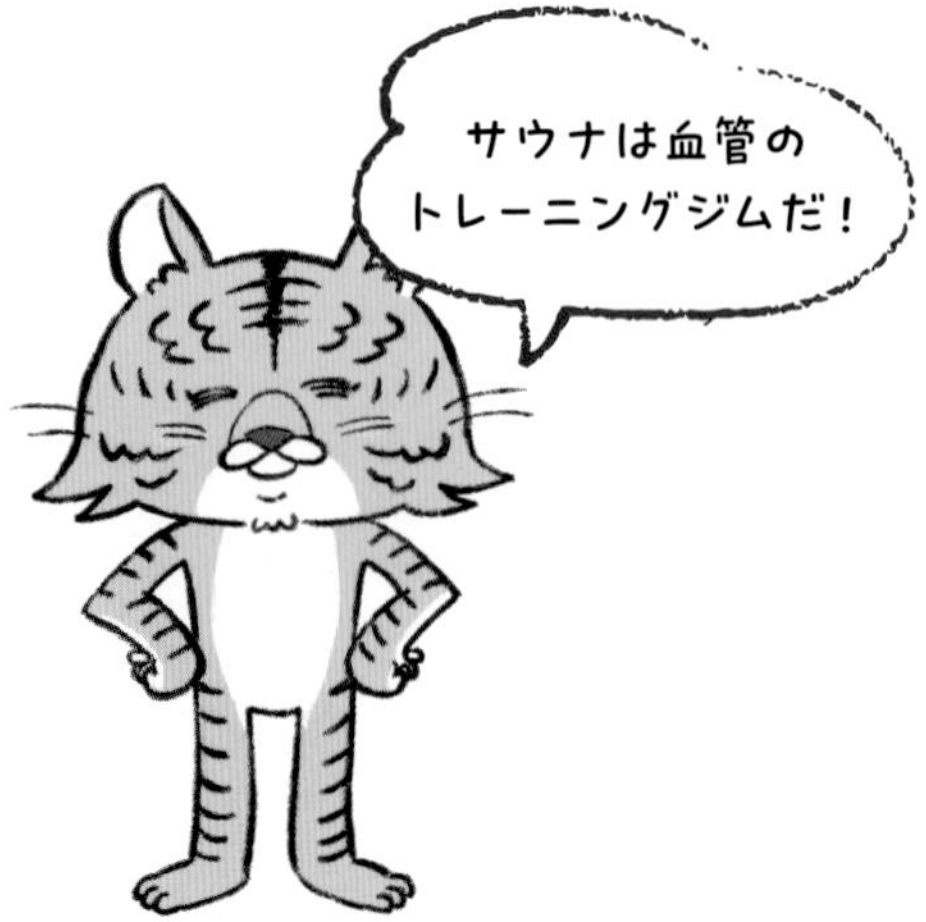
サウナは血管の
トレーニングジムだ！

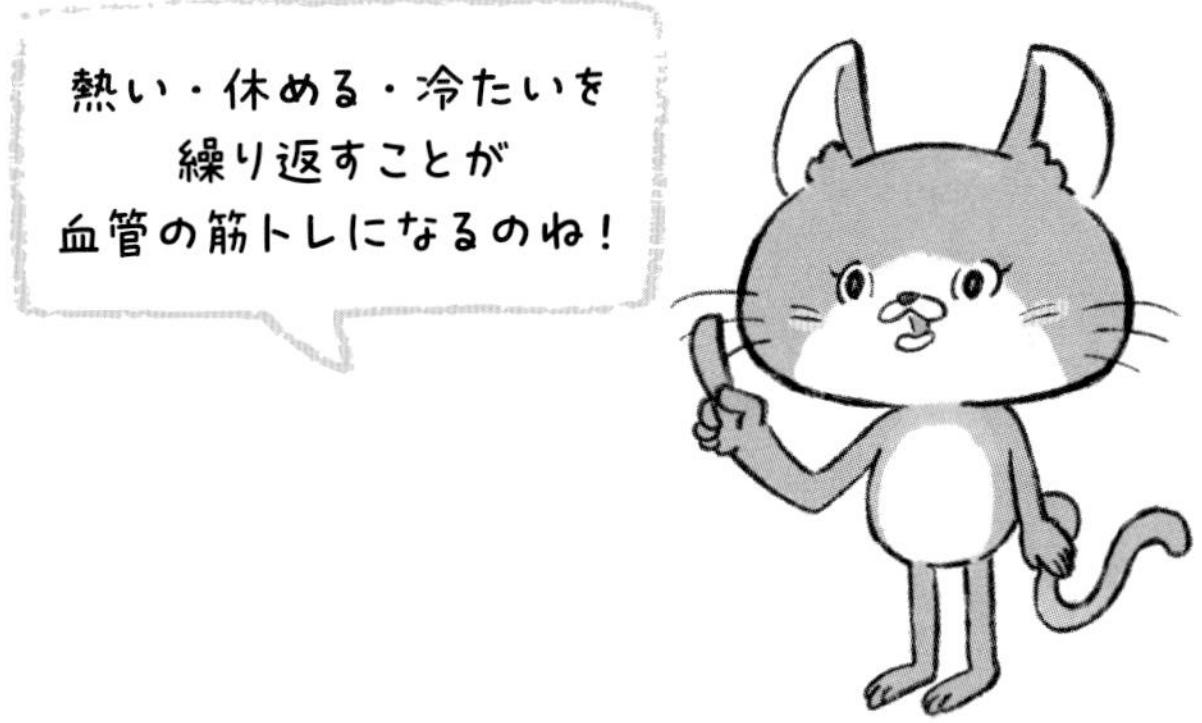
熱い・休める・冷たいを
繰り返すことが
血管の筋トレになるのね！

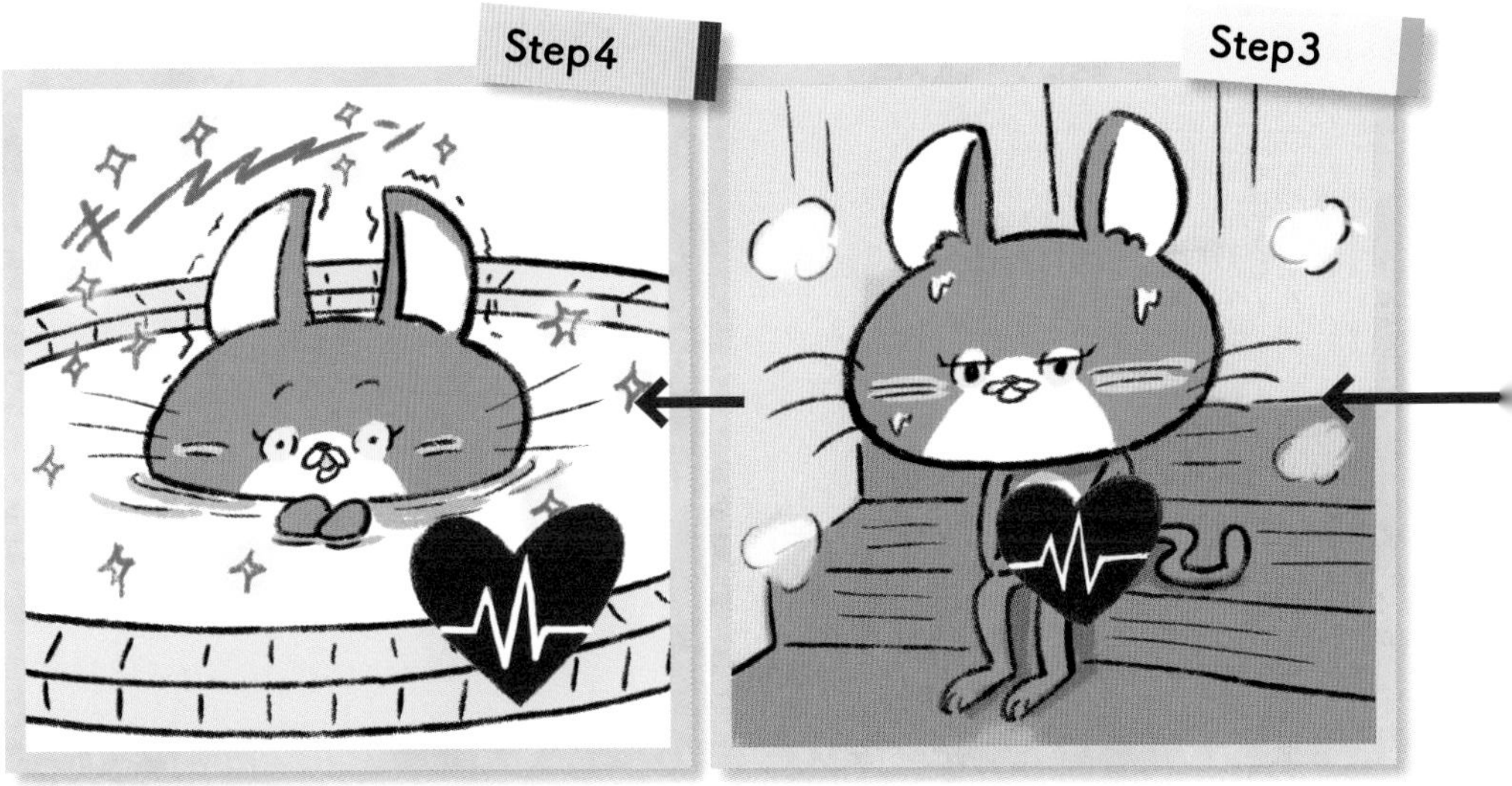
Step3
Step4

サウナで温める→血管が拡張

水風呂で冷やす→血管が収縮

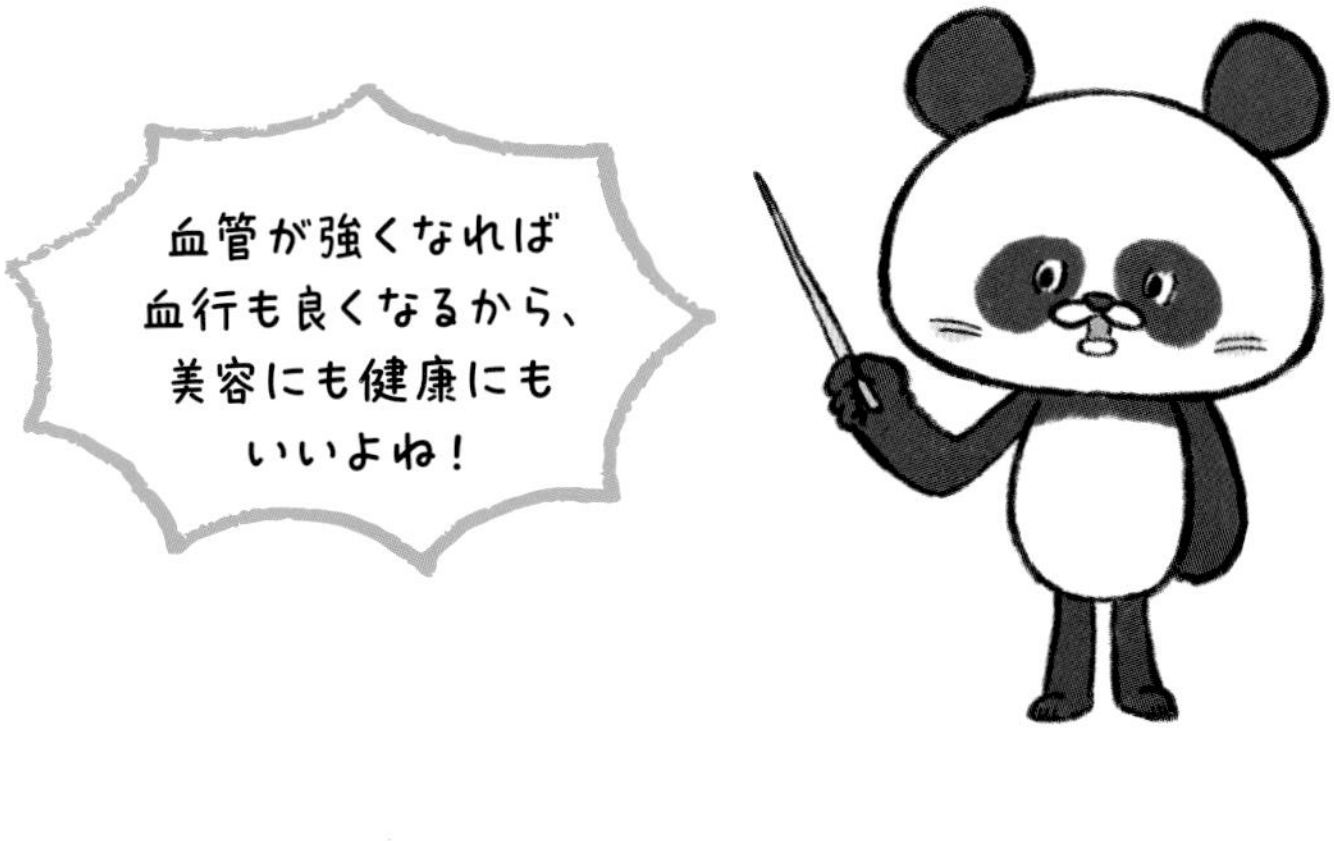
血管が強くなれば
血行も良くなるから、
美容にも健康にも
いいよね！

Method 9

技術を磨いて楽しむ

車の運転のように経験値を積むことで、サウナの技術を磨くことができます。年齢など体調変化に合わせた技術を身につけることで事故を無くし、一生サウナと向き合う人生を楽しみましょう。

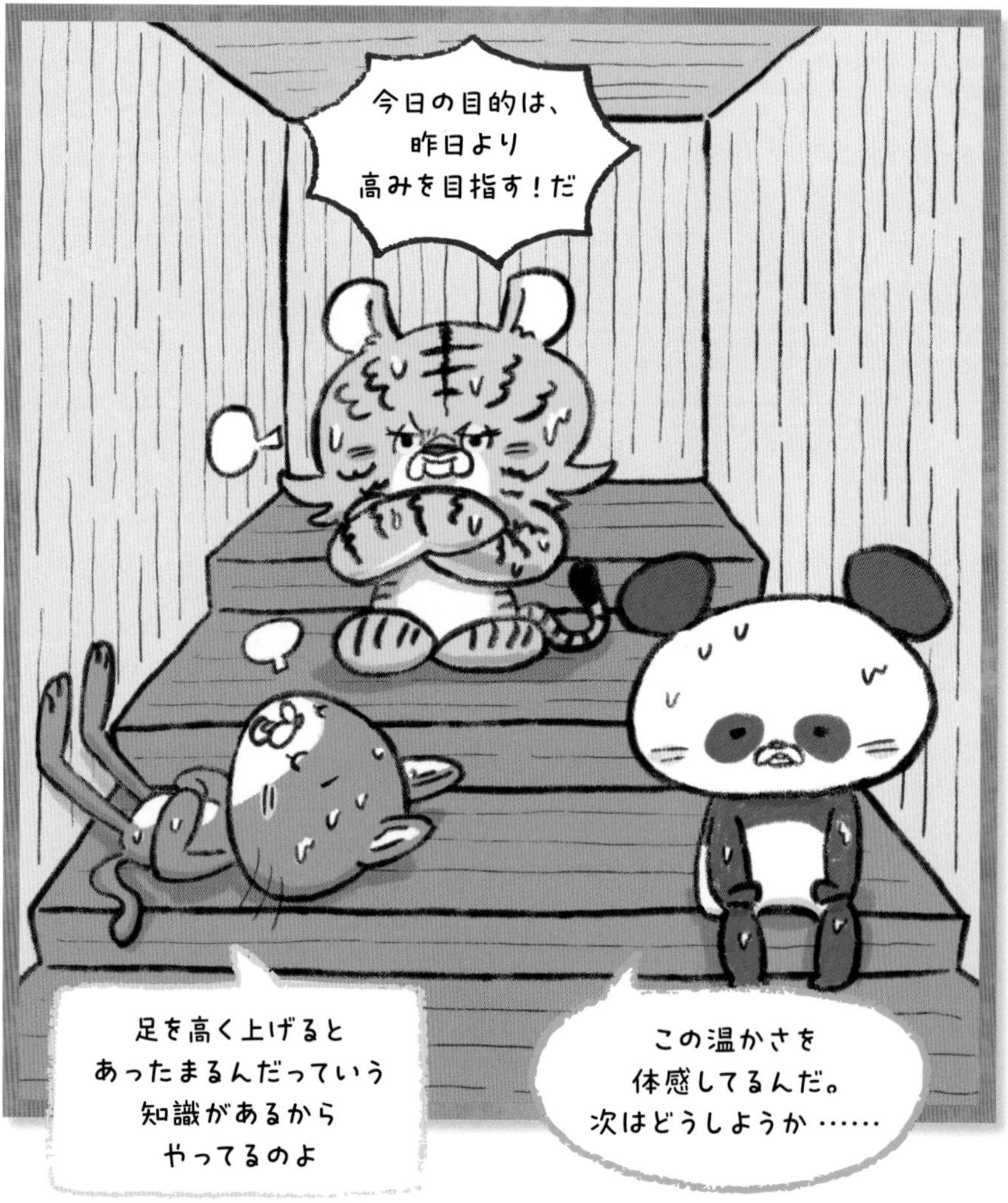
今日の目的は、
昨日より
高みを目指す！だ
足を高く上げると
あったまるんだっていう
知識があるから
やってるのよ
この温かさを
体感してるんだ。
次はどうしようか……

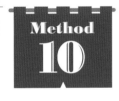

Method 10 お家で楽しむ極上サウナ

少しの工夫で手軽に楽しめるお家サウナ。温度も時間も香りも全て自分好みに楽しめて、移動時間は０秒。楽しまない理由が見当たりません！

耳の後ろまで
たっぷりつかる！
足ものばせるところまで～

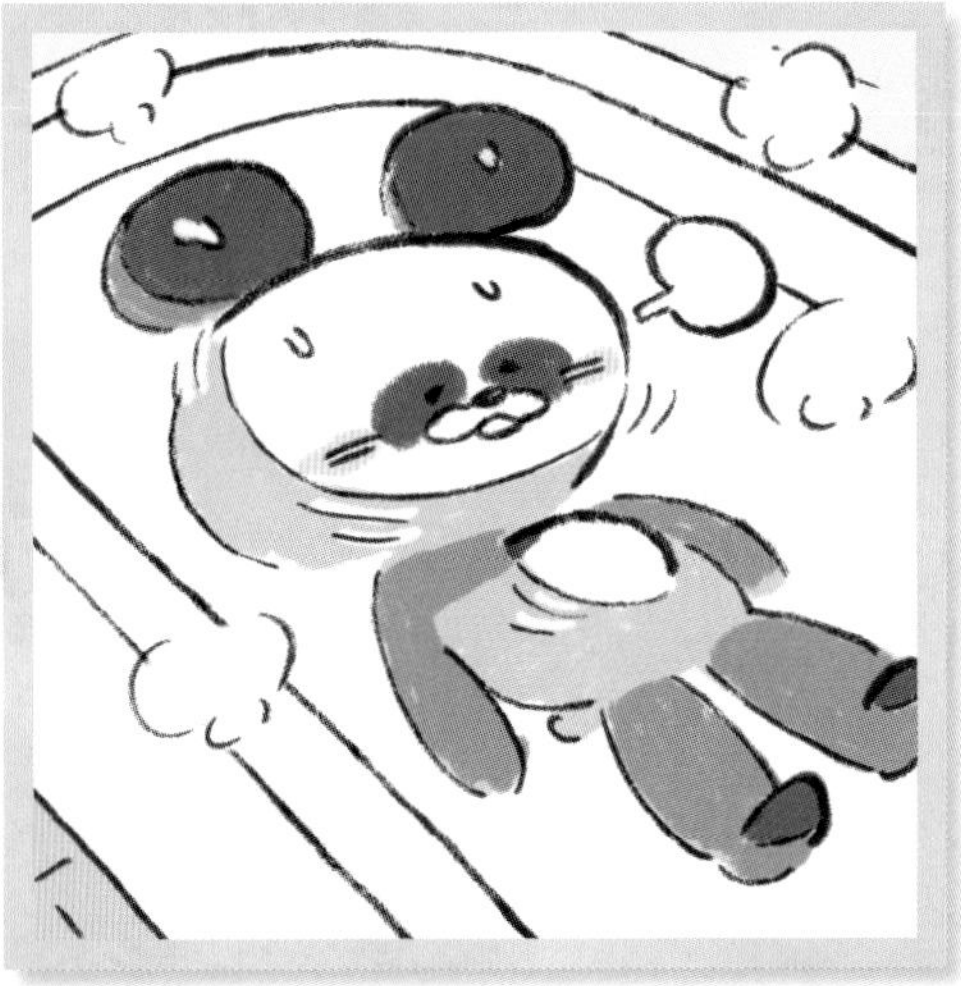

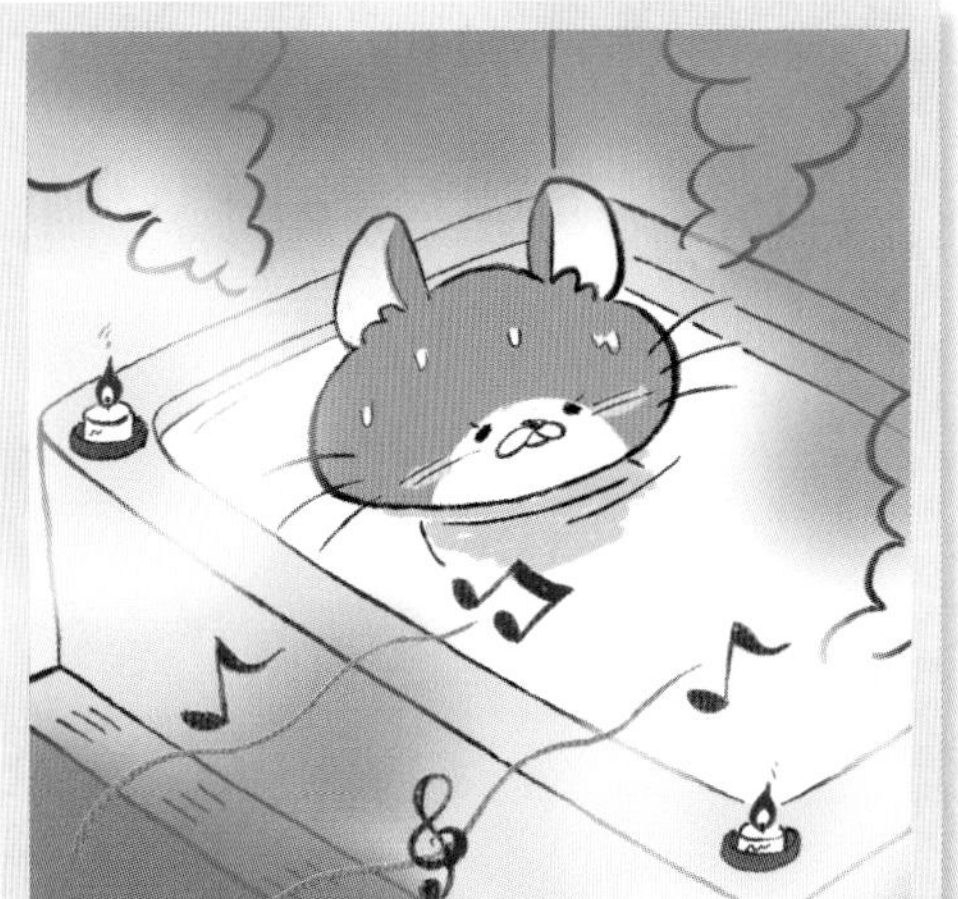

好きな音楽や好きな香りの
アロマキャンドルで楽しむ

サウナってすごい！ Part 1

期待できる！ サウナの7つの効果

サウナは気持ちいいだけではありません！
継続して利用することで、体と心への効果があるのです。

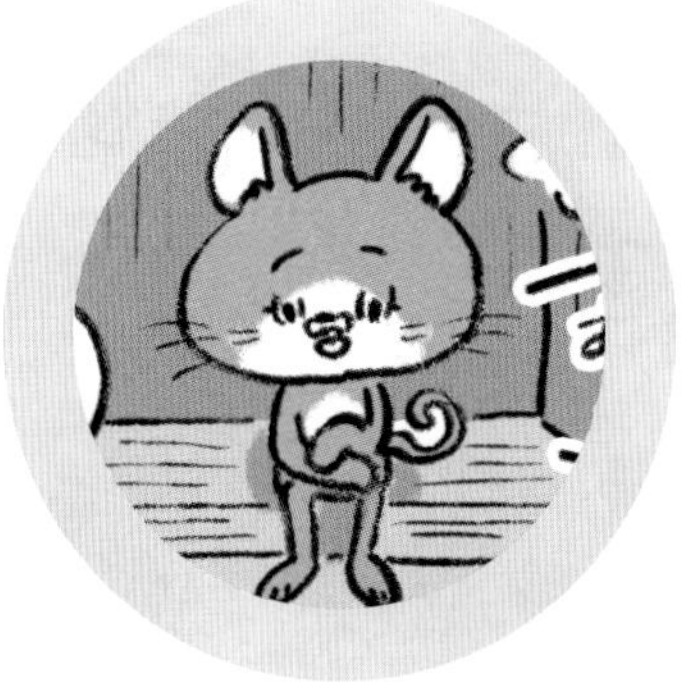

1 免疫力UP

風邪やインフルエンザの予防にもつながる「免疫力」を高める効果が期待できます。

2 冷え性・腰痛・肩凝り・目の疲れ改善

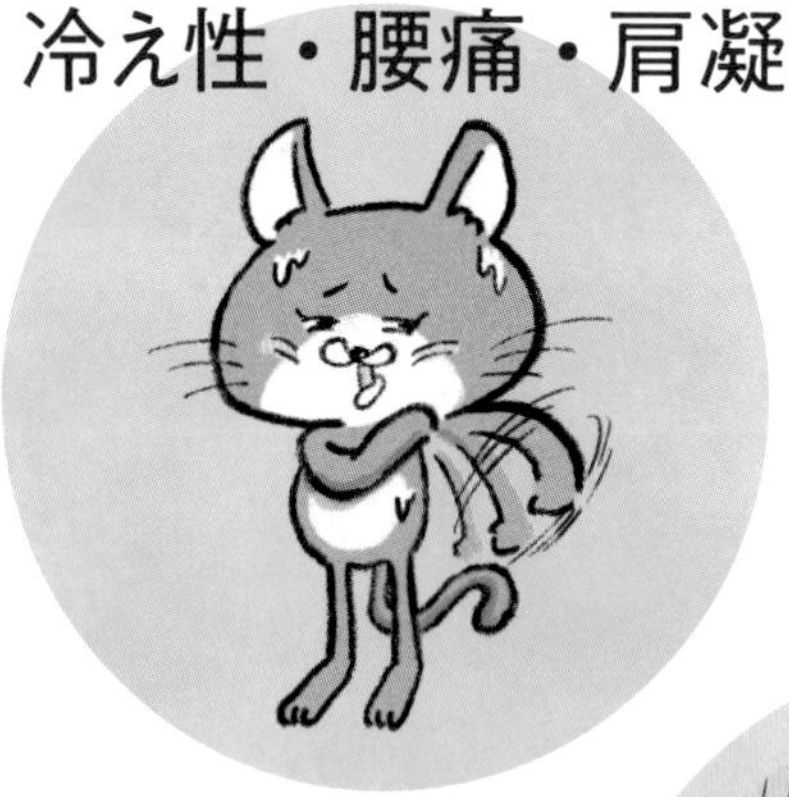

体が温まることで筋肉がほぐされ、血行も良くなるので、改善につながります。

3 睡眠の質の向上

しっかりと深部体温を上げることで、眠りが深くなり、眠りの質も向上します。

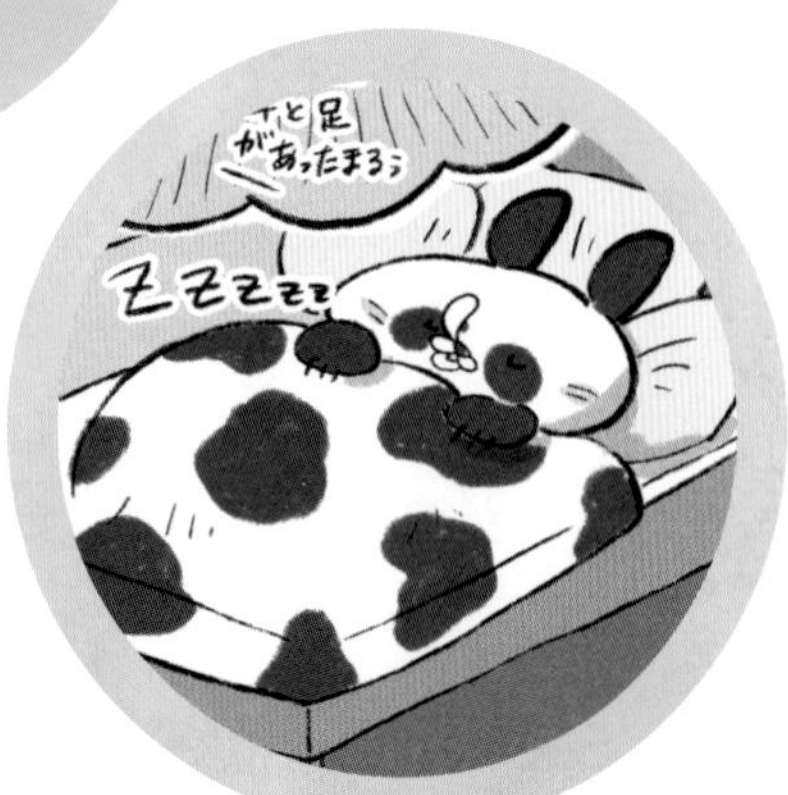

4

痩せやすい体質に

基礎代謝がアップすることでダイエットが期待できます。

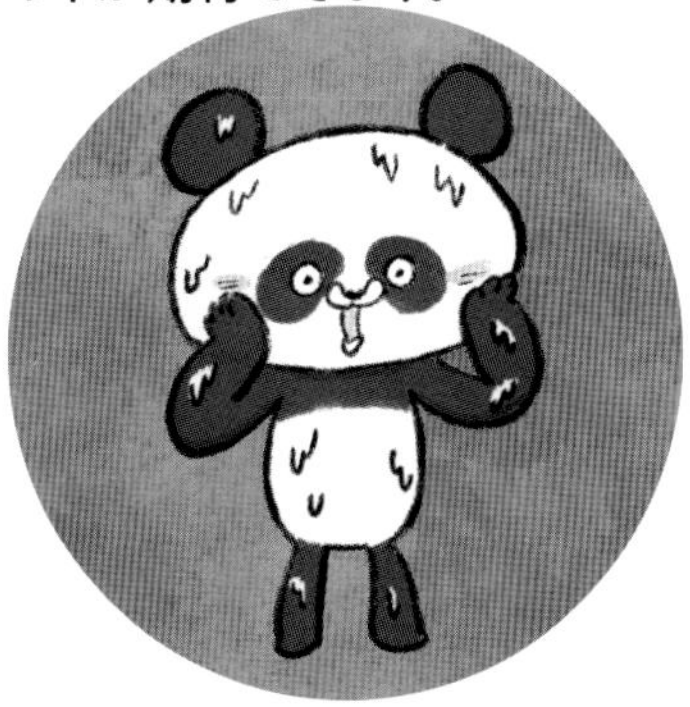

5

肌がつるつるに！

新陳代謝が促進されるので、つるつるでうるおい肌に！

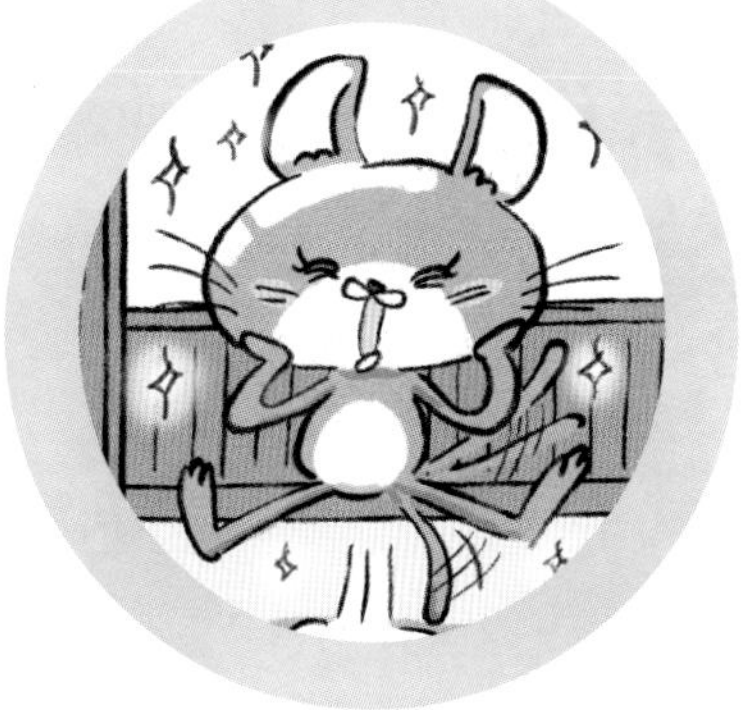

6 自律神経が整う

温冷浴をすると温度変化によって自律神経が鍛えられます。その結果、脳がリラックスして、集中力や発想力もアップするのです。

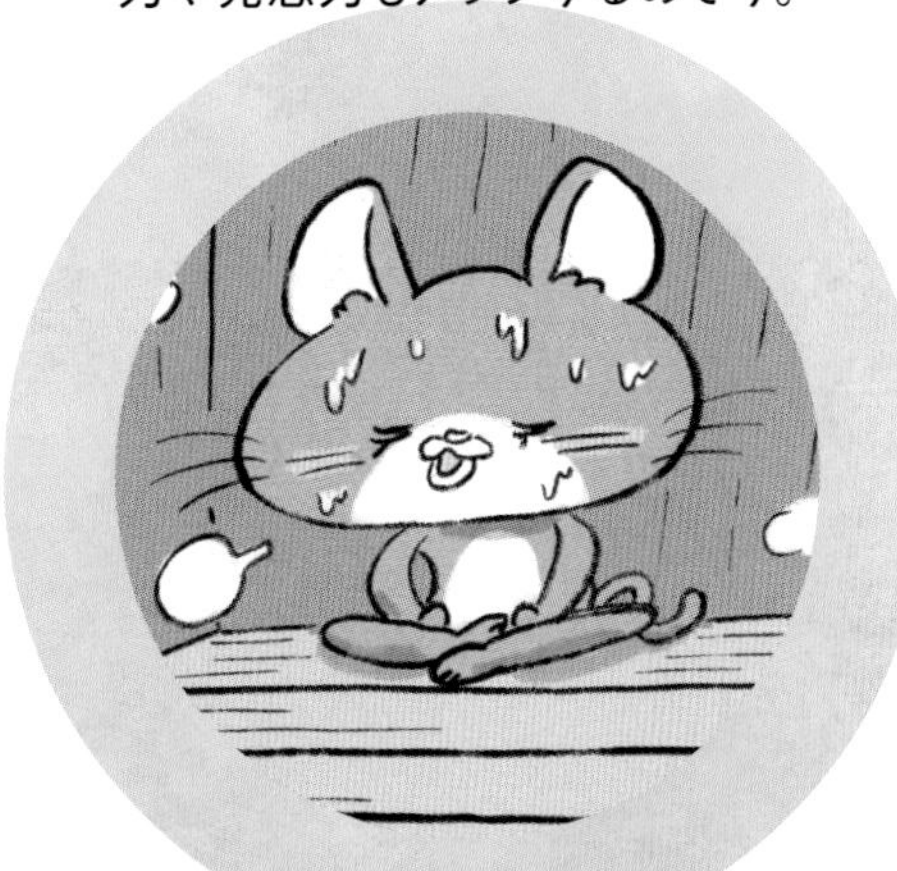

7 脳疲労の解消

血行が良くなることで、脳に十分な栄養や酸素が行きわたります。脳がリラックスして、脳の疲労も解消。

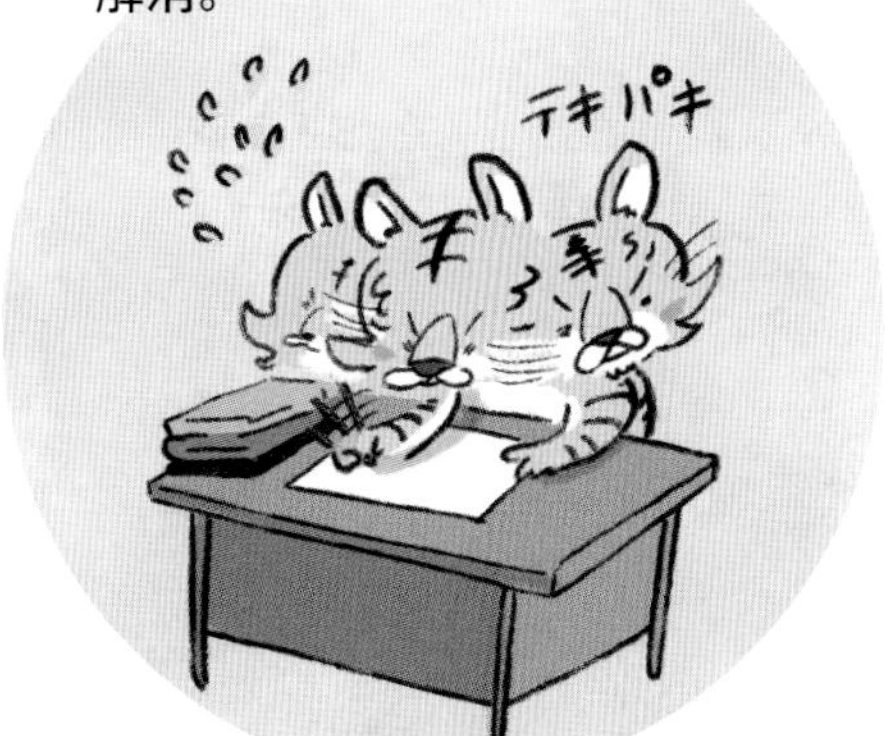

サウナってすごい！ Part 2

4つの体の反応

サウナに入ると体はたちまち4つの反応を起こします。
この反応があることで、効果が生まれるのです。

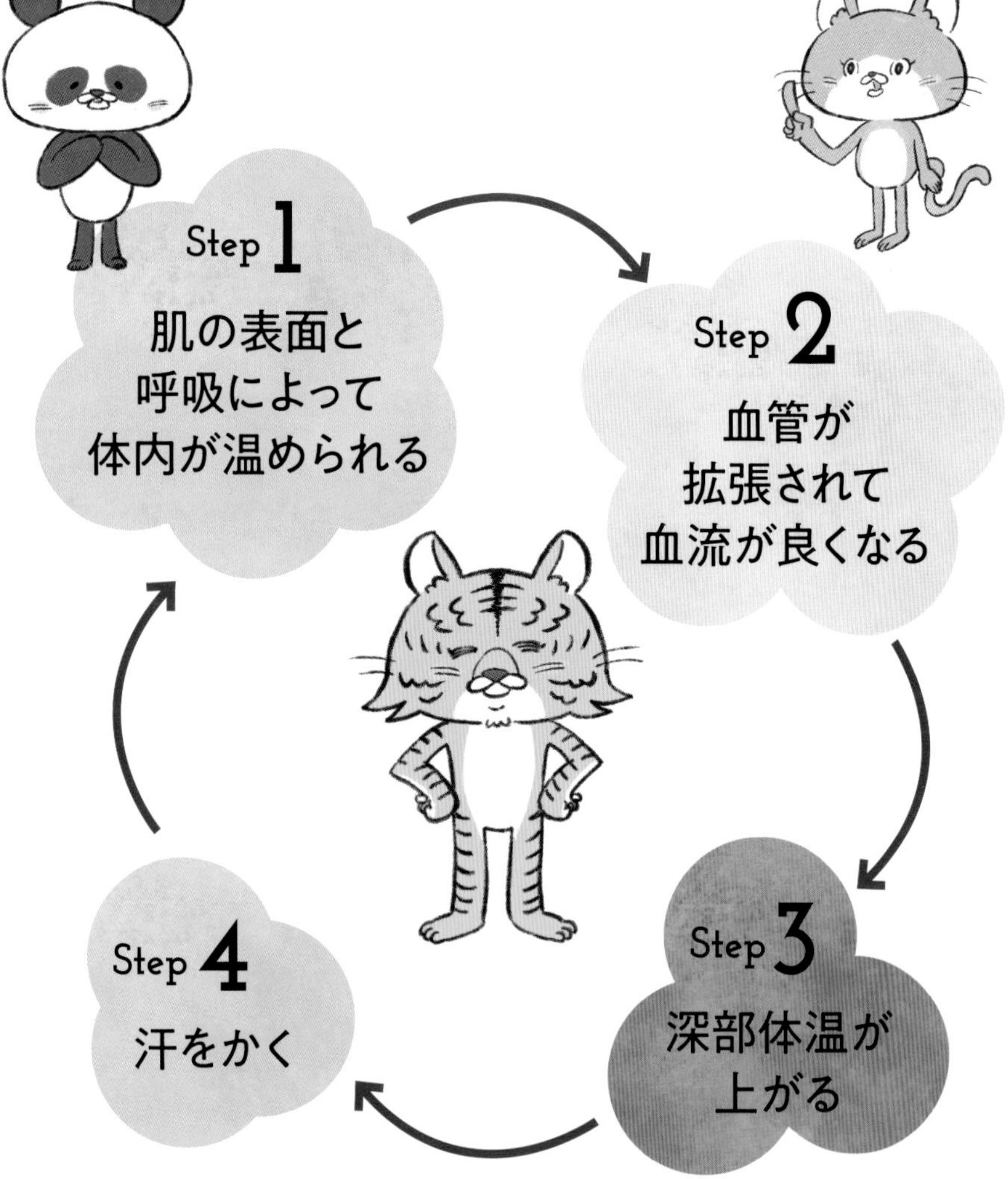
Step 1
肌の表面と
呼吸によって
体内が温められる
Step 2
血管が
拡張されて
血流が良くなる
Step 3
深部体温が
上がる
Step 4
汗をかく

松永式サウナを楽しむ十ヶ条

其の一：サウナは自分に合わせるべし！

サウナの体感は人それぞれ。時間や周囲に合わせるのではなく自分の気分や体調に合わせて楽しむことが大切です。

其の二：サウナは男女とも楽しむべし！

サウナは食事と同じです。性別に関係なくサウナの気持ちよさや心地よさを共有することが大切です。

其の三：サウナは寝転ぶべし！

一般的にサウナで寝転ぶのはタブーとされていますが、健康面から見ると、足元から頭までを均一に温めるという点ではNGではありません。

其の四：サウナは裸で入るべし！

サウナに水着などを着用して入ると濡れた水着が体を冷やしてしまいます。サッと拭けばドライになれる裸が一番です。

其の五：サウナで汗はしっかり拭くべし！

サウナ室や外気浴では汗や水滴をしっかりと拭きましょう。拭くことで汗腺を露出させて発汗しやすくなり体の冷えや肌の乾燥を守ってくれます。

其の六：サウナで自分の汗は持ち帰るべし！

知らない人の汗の上に座るのは誰もが抵抗あるもの。自分の汗を床に落とさなければ誰もが気持ち良く楽しめます。

其の七：サウナで会話をするべし！

サウナはときには社交の場になります。食事でも会話が大切なようにサウナでのコミュニケーションを大切にしましょう。

其の八：サウナで心拍数を測るべし！

心拍数は体への負荷を知るのに役立ちます。心拍数を測り、体の状態を確認しながら安全にサウナを楽しみましょう。

其の九：サウナで無駄な水風呂は避けるべし！

サウナに入ったのに水風呂が冷たいと感じるのは体が芯から温まっていない証です。そんな時の水風呂は無駄になるので必要ありません。

其の十：サウナで水風呂は潜るべし！

サウナではときに頭部が温まります。健康の基本的な考えで「頭寒足熱」と言われるように頭までしっかりと潜って頭部を冷やしましょう。

はじめに

サウナは自由だ!

近年、サウナがブームになっています。でも「サウナとはこうあるべきだ」という固定観念が醸成されつつあるような風潮が、少し気になってもいます。

たとえばサウナというと、「おじさんの我慢比べ」のイメージがあったり「ととのえるために行うもの」というイメージが強調されたりしていないでしょうか。そのため、「正しい入り方」までマニュアル化されてきていますよね。

でも、サウナって本来はもっと自由なんです。食事をするのと同じように、自分の好きなものを好きなスタイルで取り入れればいいのです。5分だけ温まって帰ったっていい。ととのえるためでもいいし、癒されるためでもいいし、気分転換でもいい。スポーツ感覚でももちろんいいんです。

また、サウナ浴はあくまで「浴」の一種。自由に選べばいいものです。ただ、最近はサウナ浴というと「サウナ→水風呂→外気浴」だと決めてしまっている人も多いのですが、これは間違い！サウナ浴は「空間を温めた熱によって体を温める行為」であり、水風呂や外気浴はあくまでも「入り方のバリエーションの一つ」になります。サウナのメソッドを正しく理解することで、自由に、自分に合った入り方を見つけていただけるといいなぁと思います。

サウナの楽しみ方も入り方もいろいろあります。
だからこの本では「サウナを楽しむための方法」をたくさん紹介しました。
これを読んだら、サウナの考え方が変わりますよ。
ディープなサウナの世界へようこそ!!

お風呂のソムリエ　松永　武

目次

Chapter 3 サウナに行こう …… 53

Chapter 4 サウナを楽しもう(Level 1)

Chapter 5 サウナを楽しもう(Level 2)

Chapter 6 サウナを楽しもう(Level 3)

【ご注意】この本をご購入・ご利用の前に必ずお読みください。


本書は著者が提案するサウナの楽しみ方を紹介したものです。サウナ施設よってはルールも異なりますので、訪れた施設のサウナルールに従ってください。また妊娠中の方は医師と相談の上でご利用ください。心臓や血圧など基礎疾患のある方、飲酒をされた方などのご利用は控えていただくなど、ご自身の体調に合わせてお楽しみください。

本書に記載された内容は、情報の提供のみを目的としています。したがって本書を用いた運用は、必ずお客様自身の責任と判断によって行ってください。これらの情報の運用については小社および著者はいかなる責任も負いません。

以上の注意点をご了承いただいた上で、本書をご利用願います。これからの注意事項をお読みいただかずにお問い合わせいただいたとしても、小社および著者は対処しかねます。あらかじめご承知おきください。

Chapter 1

サウナとは何か

01

生活の中でもっとも効率良く体を芯から温めるSAUNA

幸福度を高めるサウナ

フィンランドが発祥とされ、フィンランド語で「蒸し風呂」を意味するＳＡＵＮＡ（サウナ）。日本の「風呂」も「蒸し風呂」が語源となっているようにＳＡＵＮＡと風呂にはたくさんの共通点があります。

古くから「冷えは万病の元」と言われるように、温かいお湯やサウナで体を温めることは予防医療としてだけでなく健康や美容にとっても大切だと考えられてきました。

また暮らしの中には、食事、運動、衣服、入浴などサウナと同じように体を温める習慣がたくさんあります。その中でもサウナは温かい空気で体の深部体温を温めるので、もっとも効率良く体を温めてくれるのです。世界幸福度ランキング１位でもあるフィンランドに見習い、本当の幸せを手に入れましょう。

＊深部体温……脳や臓器などの体の内部の温度のこと。

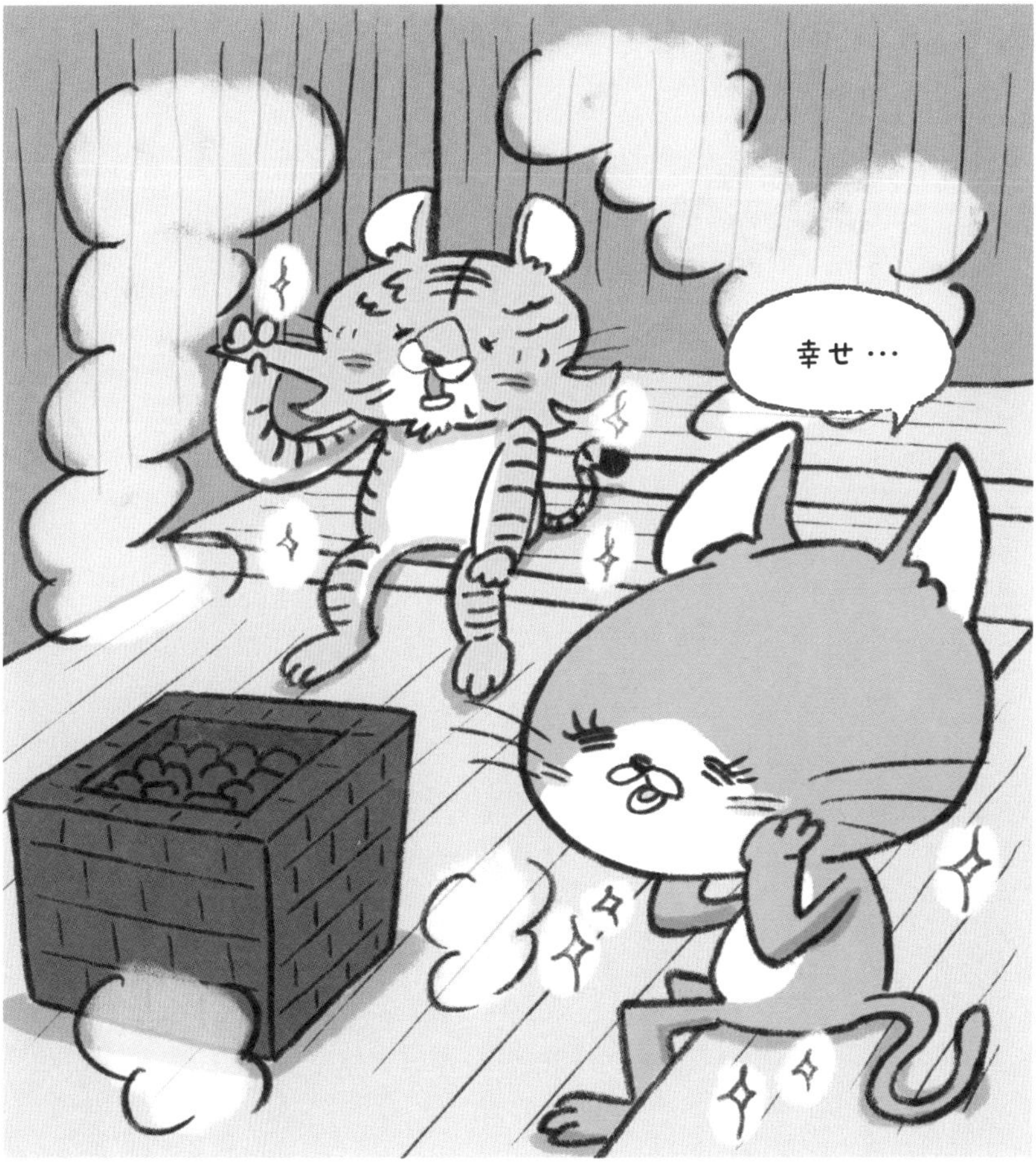
幸せ…

02

お風呂VSサウナ
全身がはやくあったまるのはどっち？
サウナの3つのメリット

体への負担が軽く、短時間で全身を温めるサウナ

お風呂もサウナも「体を温める」という点は同じですが、ふたつを比較するとサウナには3つの大きなメリットがあります。

①水圧がかからない…入浴は湯船に浸かるため、水圧の負担が大きくかかります。一方サウナは水圧による体への負担はありません。

②空気で熱が伝わるので頭部まで温まる…お湯によって体に熱を伝えるお風呂は、高温のお湯に入れないため、体を温めるのには時間がかかります。一方サウナは空気で熱を伝えるため、100度くらいまで熱を上げることができて、しかも頭から足先までの全身をバランス良く温めることが可能です。

③皮膚呼吸ができるから血行も良くなる…皮膚呼吸ができないお風呂に比べて、皮膚呼吸ができるサウナは、血中に酸素が取り込まれて、血行も良くなると考えられています。

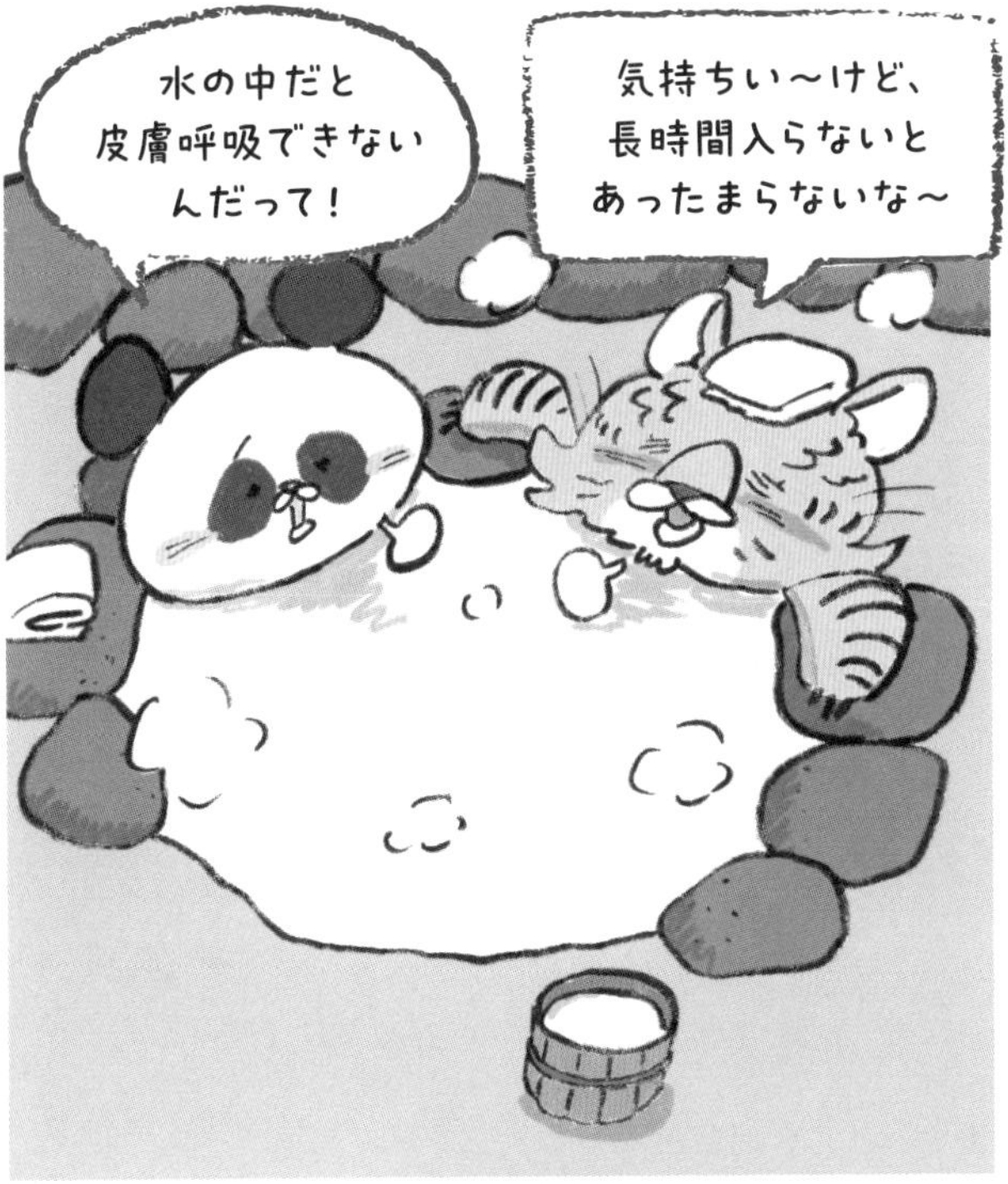
水の中だと
皮膚呼吸できない
んだって！
気持ちい〜けど、
長時間入らないと
あったまらないな〜

メリット①

サウナでは水圧がないので体への負担が少ない。

メリット②

サウナは空気で熱が伝わるため、高温でも入れて短時間で体が温まる。

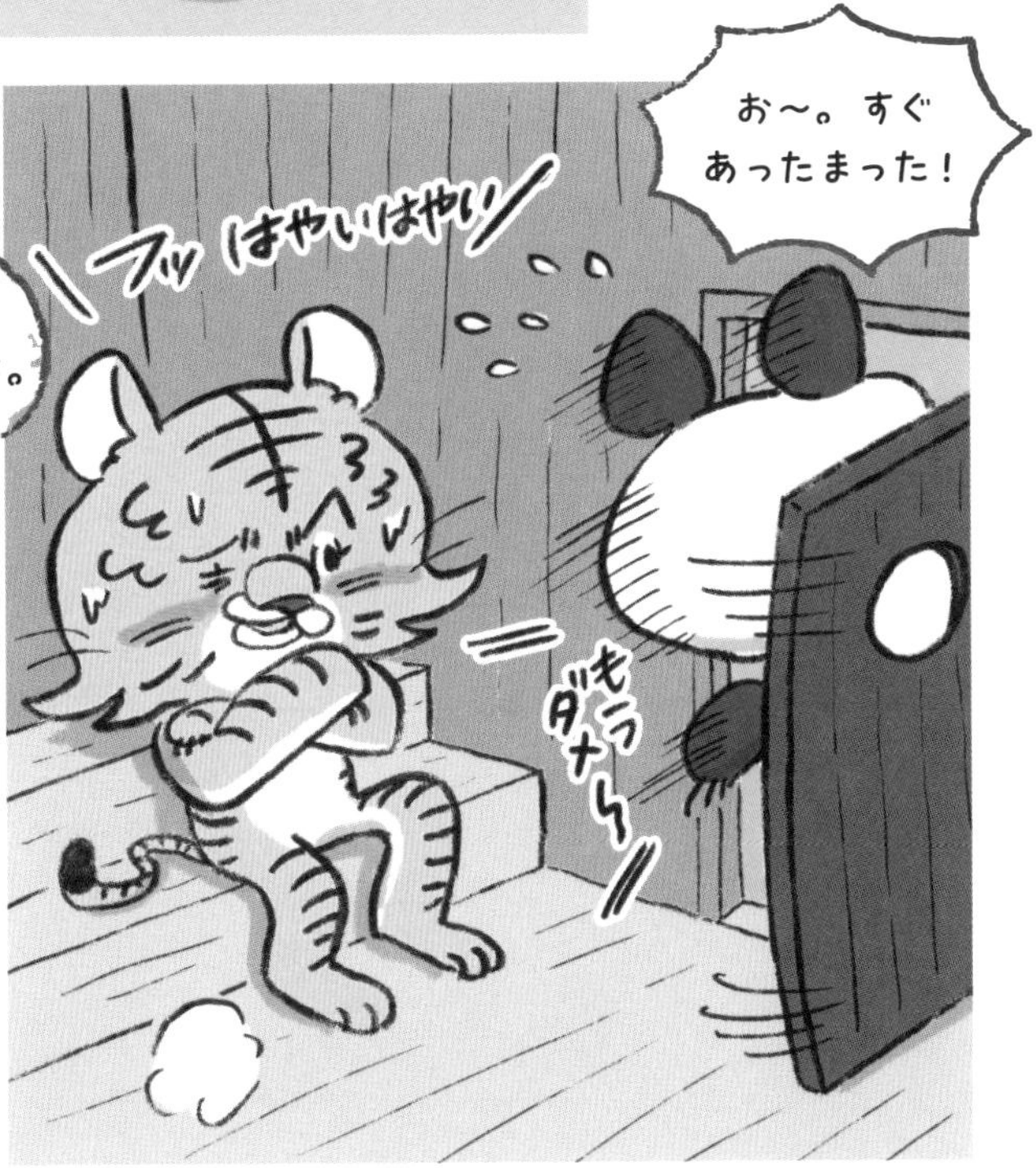
お〜。すぐ
あったまった！
フッ はやいはやい
熱いけど！
これがい〜んだな。
もうダメ〜

メリット③

皮膚呼吸ができるから血行も良くなる！

03

サウナにはドライサウナとウェットサウナがある

特徴を知ってサウナに入ろう

サウナは、大きく分けると「ドライサウナ」と「ウェットサウナ」の２種類があります。サウナ内が乾燥した状態で体を温める「ドライサウナ」と、蒸気で体を温める「ウェットサウナ」です。それぞれ温度、湿度、輻射熱や体を温める方法に違いがあります。

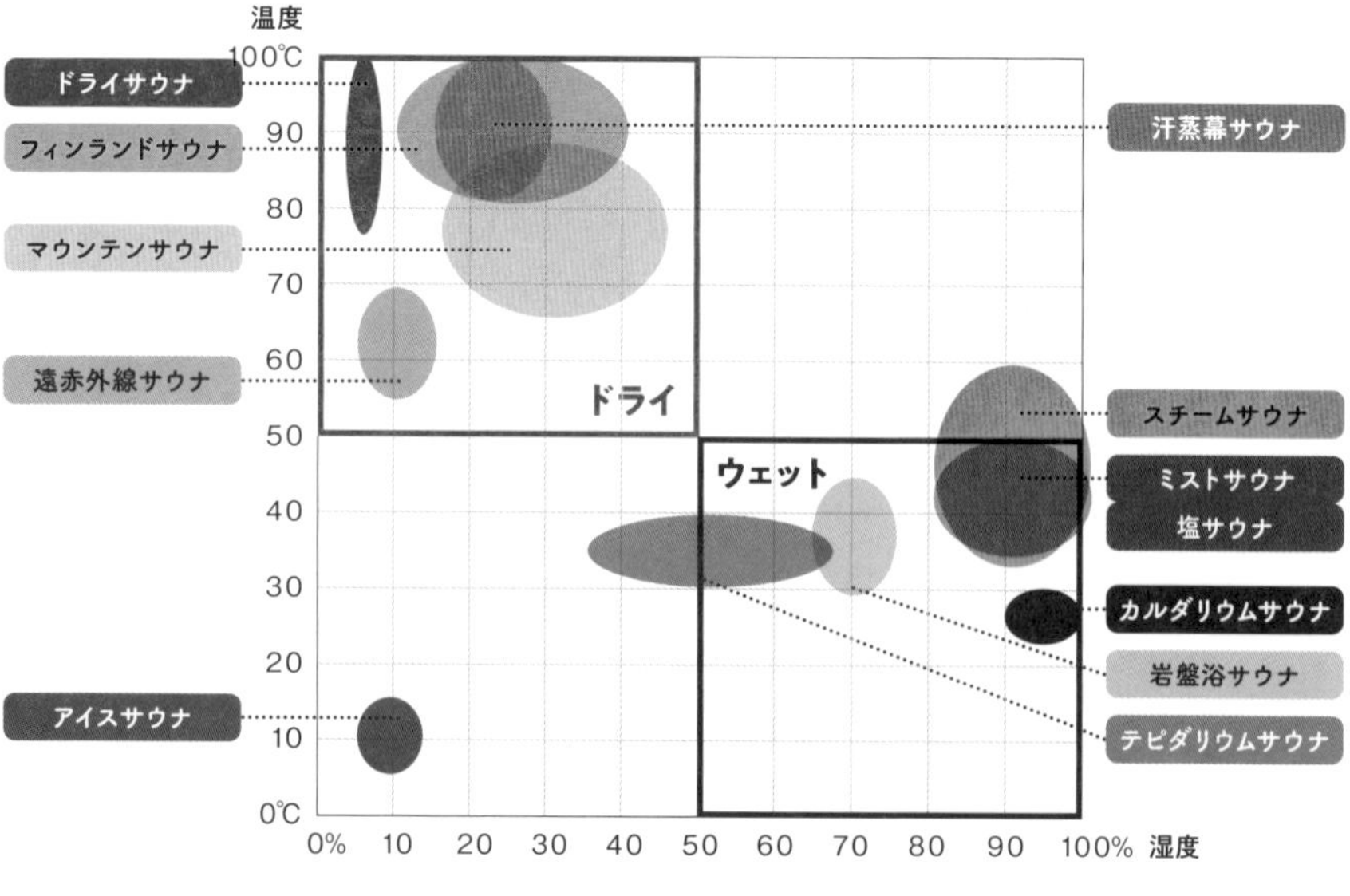

発汗しやすいドライサウナ

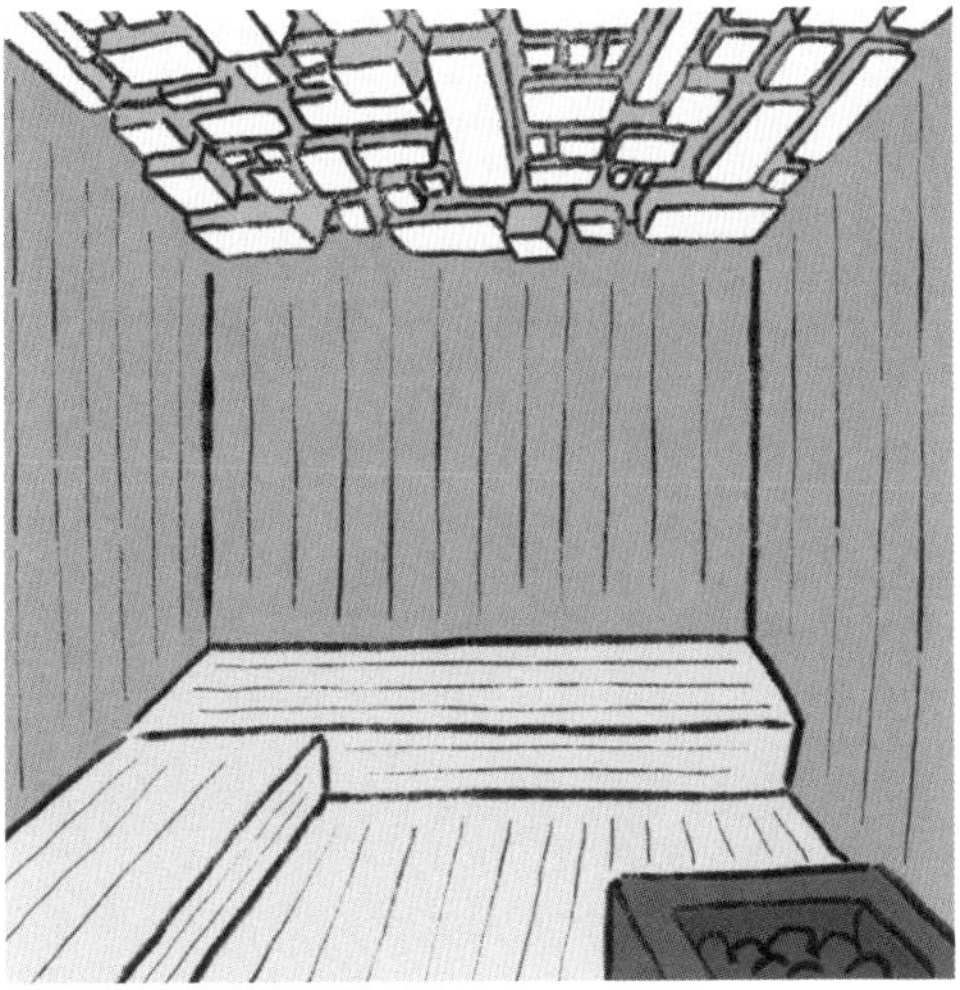

温度が高めで湿度が低い。比較的短時間でも体の深部体温が温まりやすい。また乾燥している室内が多く息苦しく感じることも。濡れたタオルを持つなどの対策をしましょう。

保湿効果も高いウェットサウナ

温度が低めで湿度が高い。比較的ゆっくりと体が温まる。蒸気で満たされているので、肌がしっとりする。

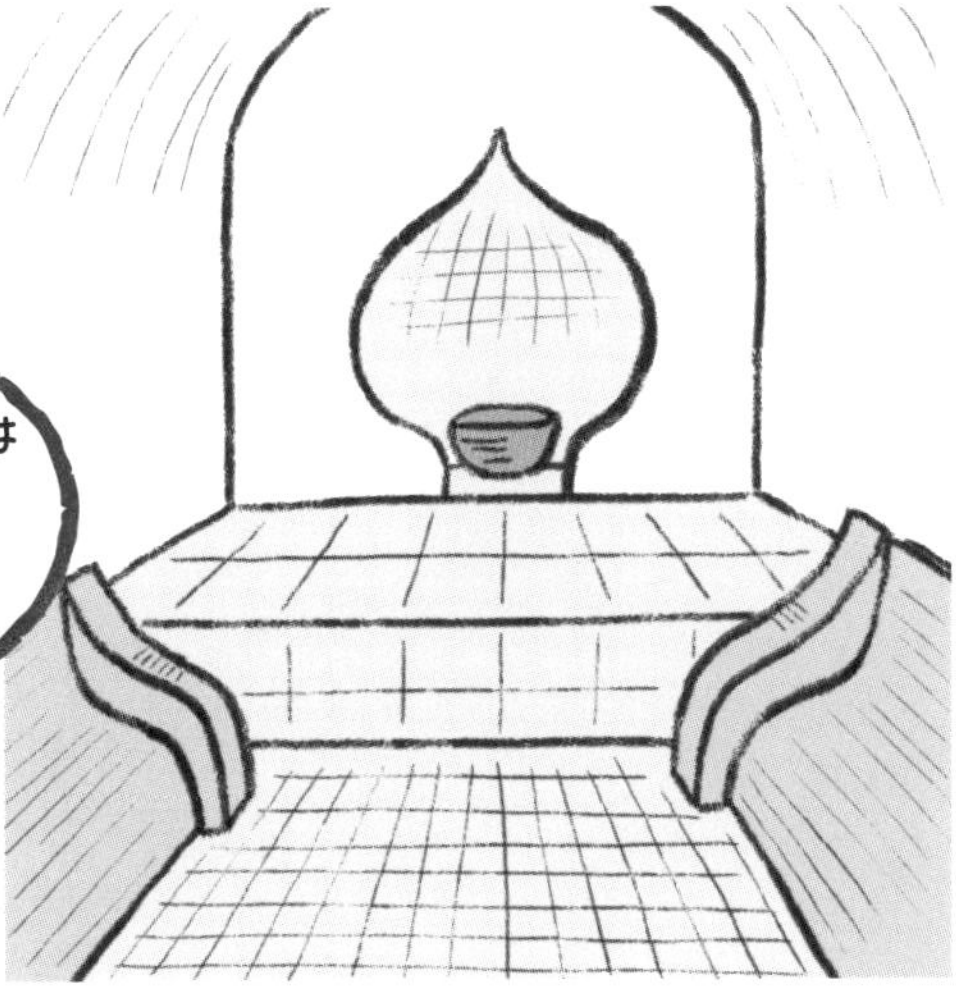

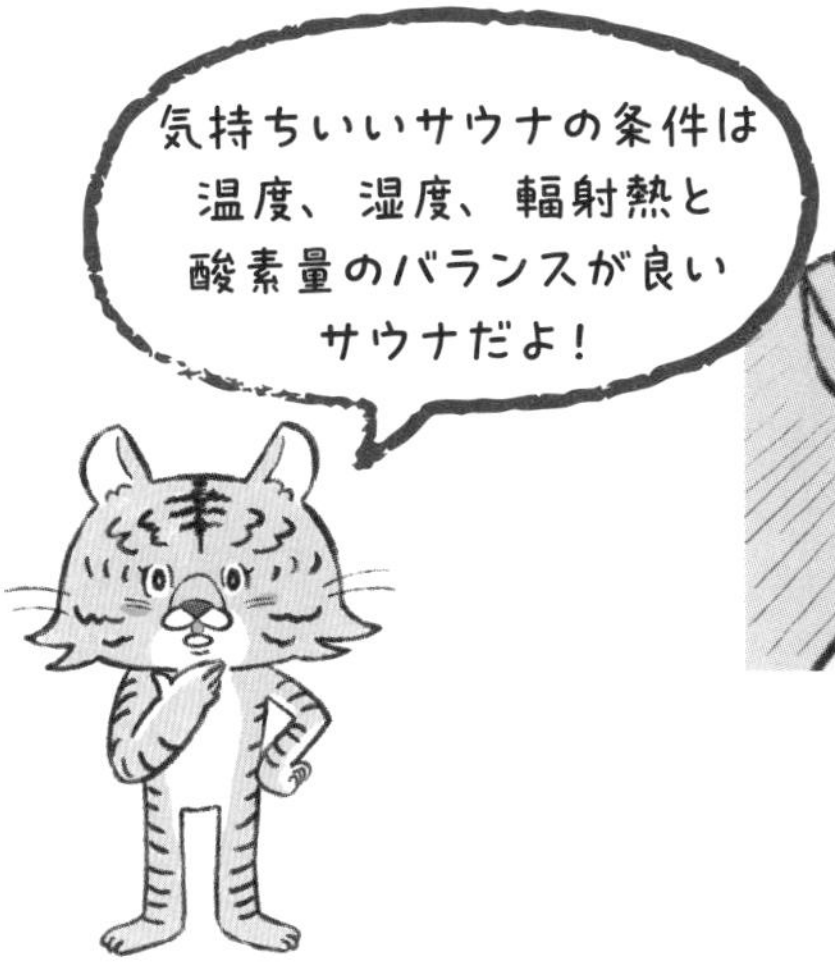
気持ちいいサウナの条件は温度、湿度、輻射熱と酸素量のバランスが良いサウナだよ！

04

短時間で体温が上がる 発汗しやすい ドライサウナ

発汗しやすいドライサウナで短時間で体温アップ

日本に数多くあるのがドライサウナ。サウナストーブやサウナストーンが設置してあり、木製の壁やベンチがあります。

短時間で体温を上げられ、発汗しやすいのが特徴。室内の室温は70～120℃とかなり高温で、乾燥している場合があります。

注意したいのは、喉や目、頭髪が乾きやすいこと。「ちょっとカピカピだから、喉が…」などと感じたら、水分を摂ったり、濡れたタオルで頭や顔を守るようにして入ると良いでしょう。

またロウリュやアウフグース（P94参照）で楽しんだり、湿度を上げて体感の変化を楽しんだりすることもできます。

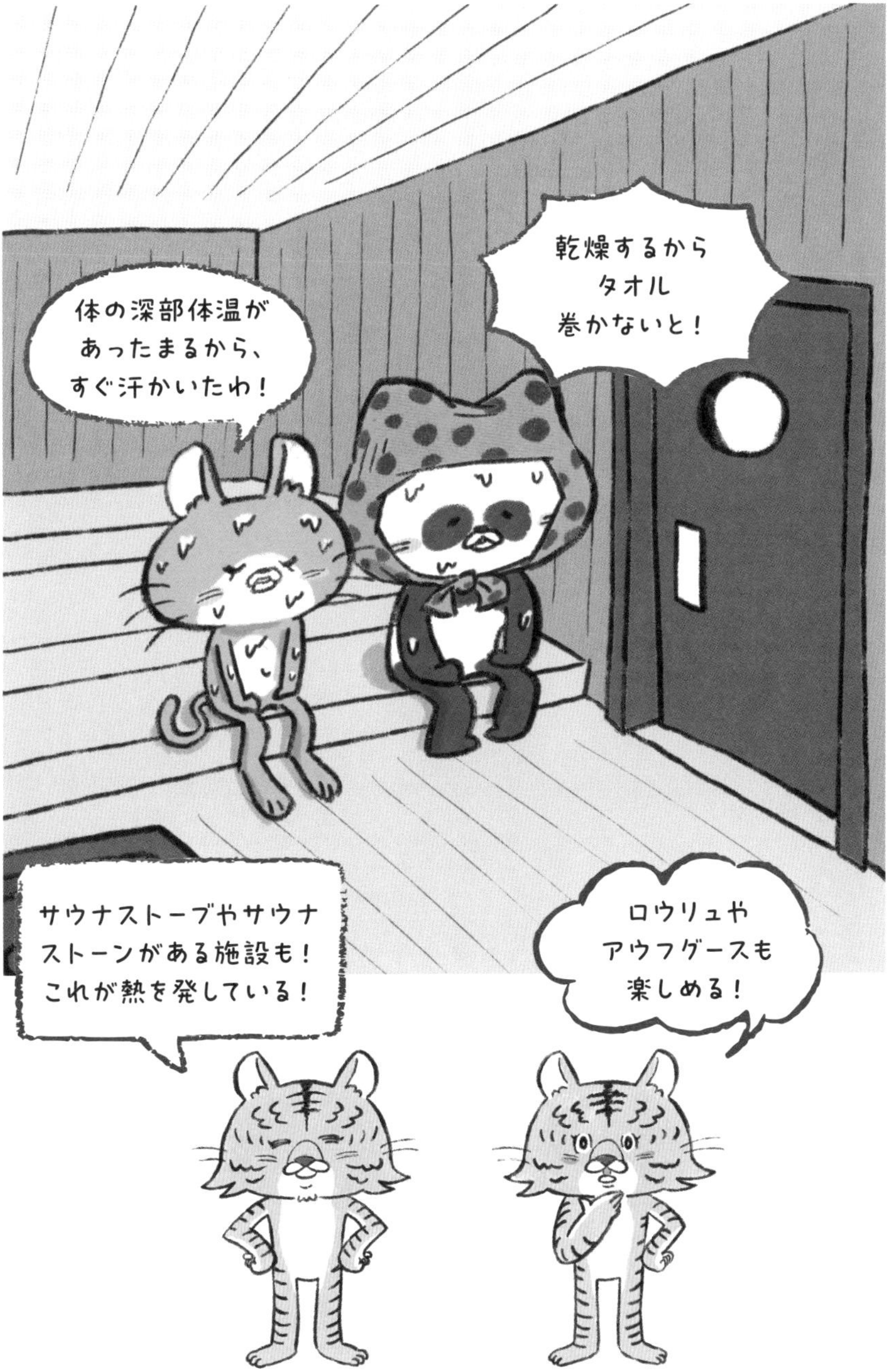
体の深部体温が
あったまるから、
すぐ汗かいたわ！
乾燥するから
タオル
巻かないと！
サウナストーブやサウナ
ストーンがある施設も！
これが熱を発している！
ロウリュや
アウフグースも
楽しめる！

05

じんわりぽかぽか肌や髪にもやさしいウェットサウナ

保湿効果もバッチリ！霧のサウナ

　ウェットサウナは、浴室内を温かい蒸気で満たしたサウナです。温度は50～60℃と比較的低く、湿度は80～100％ほどになります。湿度が高いので、皮膚や頭髪、眼にダメージを与えにくいことも特徴です。そのため、ドライサウナのパリパリした感じや高温、息苦しさが苦手な人が利用することが多いようです。

　また肌の乾燥が気になっている人にもおすすめです。さらに喉の粘膜がうるおうので、喉が痛い人や鼻炎の人にも効果的です。ドライサウナと比較すると低温なので、ゆっくり保湿をしながら体が温められます。

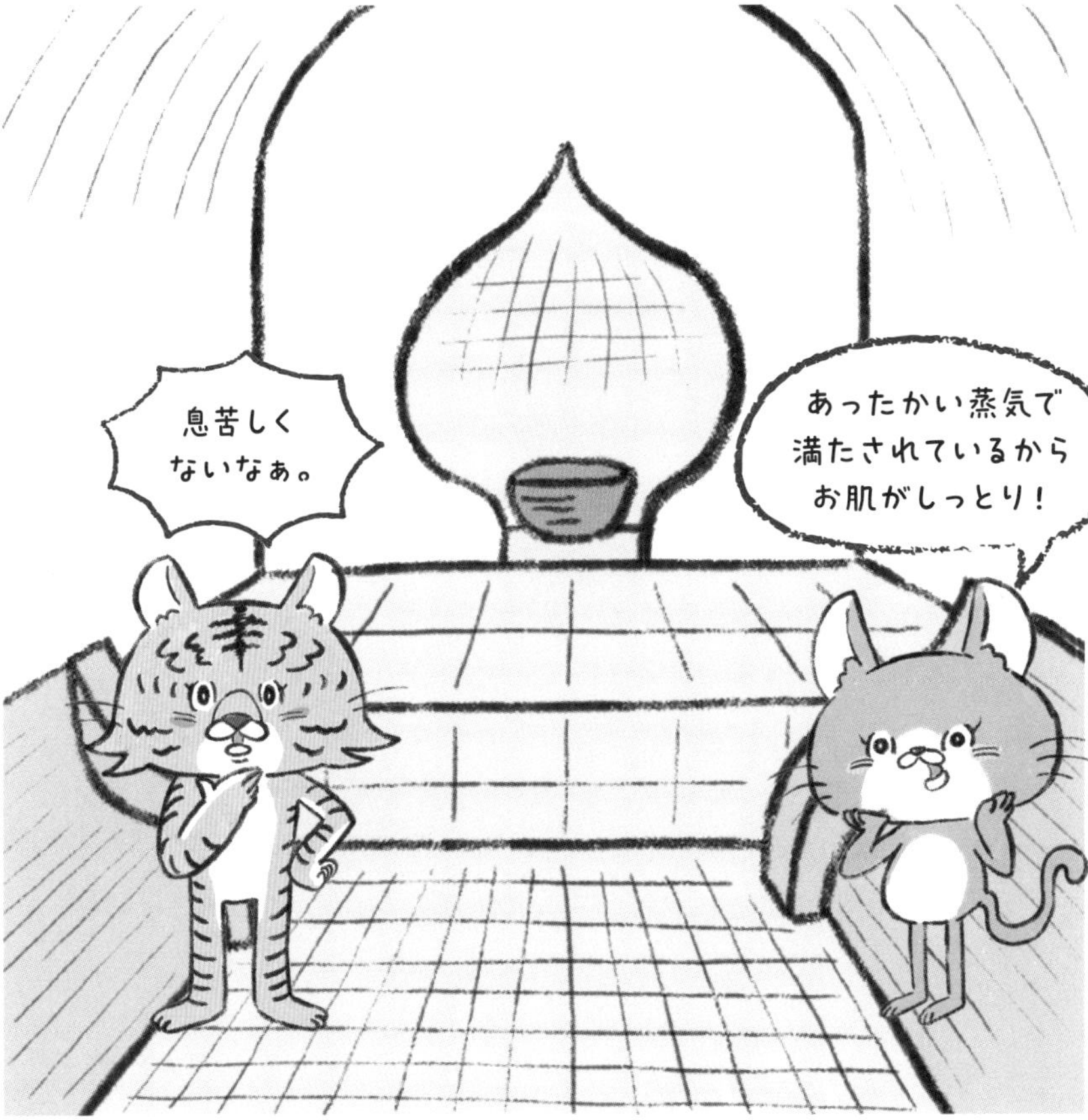
息苦しく
ないなぁ。
あったかい蒸気で
満たされているから
お肌がしっとり！

Column 1

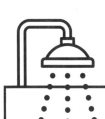

女性こそサウナ！その理由

サウナブームは当初、どちらかというと男性を中心に巻き起こりましたが、最近では女性のサウナ人気が上昇しています。

女性が社会進出するようになり、ストレスが増えたことで、その解消法のひとつとしてサウナを利用する人が出てきているという面があるかと思います。これはサウナがおじさんたちの我慢比べではなく、爽快感を得られる入浴方法であることが、女性の間で知られるようになったことが大きいでしょう。

そしてもうひとつの理由は、美容と健康への効能が知られるようになったことですね。冷えを感じている人は、男性51%に対して、女性85%という調査結果があります。それは女性は男性と比べて筋肉の量が少ないためとも言われています。その点サウナは男女問わず短時間で深部体温を上げられます。そして皮膚の外側からも、身体の内側からも美容と健康に効果があるのです。これを女性のみなさんが見逃すはずがありませんよね。

Chapter2

サウナの7つの効果

01

物理的×健康×過ごし方
効果を高める3つの作用

3つの作用がマッチしたときに得られる最高のサウナ体験

サウナにはたくさんの「いいところ」があります。わかりやすいのは、楽しい・気持ちいい・温かい・癒される・すっきりする……などの「瞬間的にいい効果」があること。これらを日常的に行うことで、免疫機能のアップ、冷え性や腰痛・肩凝り・目の疲れの改善、自律神経が整うなどの「継続的にいい効果」へ変わります。

また最高のサウナ体験は、温度や湿度、輻射熱による「物理的作用」、サウナの入り方による「健康作用」、サウナでの「過ごし方による作用」の3つの作用が、環境や自分の体調、気分、目的などにマッチしたときに得られます。この体験を継続して行うことで真のサウナ効果へと繋がるのです。

サウナによる3つの作用

① 物理作用 【温度・湿度・輻射熱による物理的作用】

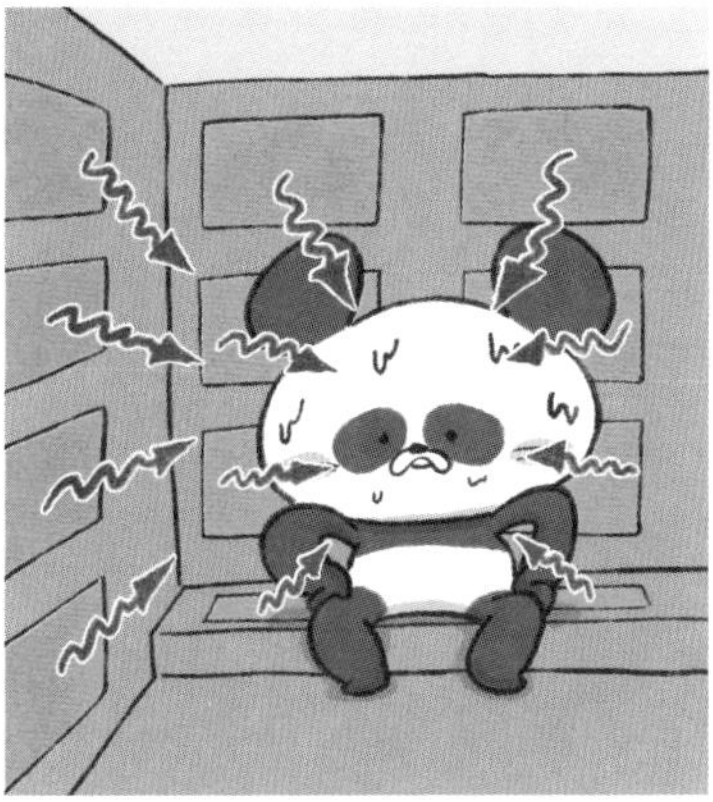

サウナに入ると体には・温度（temperature）・湿度（humidity）・輻射熱（radiant heat）の3つの物理的作用が働きます。

② 入り方による健康作用

組み合わせは無限大!

- **高温サウナ** …HSP※による細胞の修復作用
- **低温サウナ→休憩（分割浴）**

… 副交感神経を優位にしたリラックス作用

- **中温サウナ→水風呂（温冷浴）**

… 血管の拡張と収縮と自律神経を整える作用

- **高温サウナ→冷水風呂→外気浴**

… トランス状態による脳への作用

※HSP（ヒート・ショック・プロテイン）… 細胞を修復するタンパク質

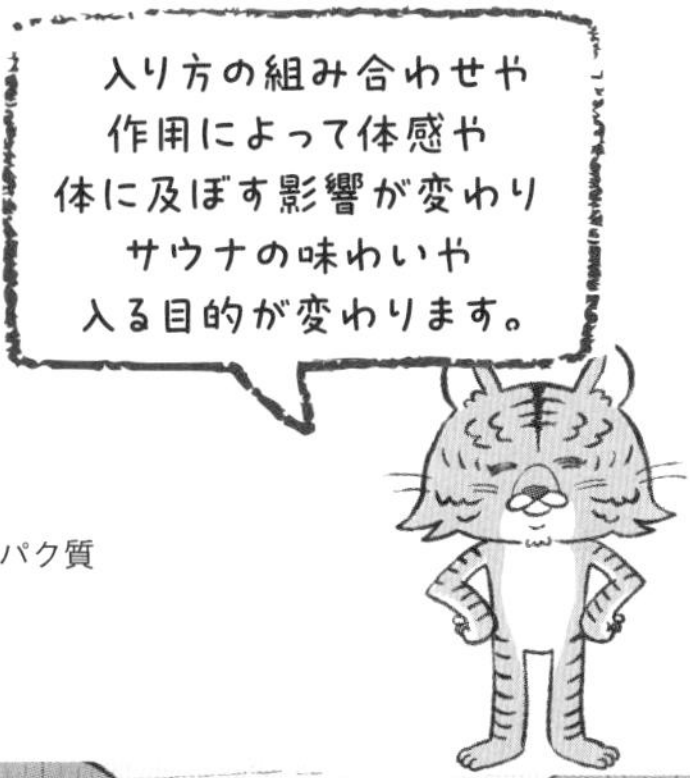
入り方の組み合わせや
作用によって体感や
体に及ぼす影響が変わり
サウナの味わいや
入る目的が変わります。

③ 過ごし方による作用

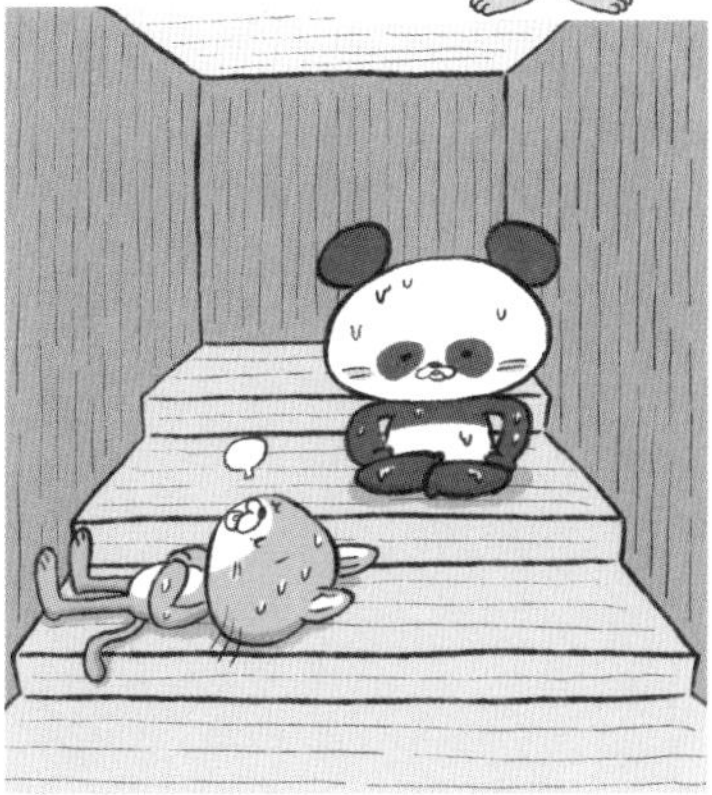

どのようなスタイルでサウナを過ごすかによっても作用が変わります。

- **寝サウナ（寝転んで過ごす）**

… 足元から頭部を均一に温めていく作用

- **メディテーションサウナ（瞑想する）**

…… 瞑想作用の促進

- **コミュニティサウナ（会話する）**

… オキシトシンの分泌作用などが代表的な例として挙げられます。

02

サウナの効果①「免疫力UP!」風邪予防にも

深部体温を上げることで生まれる効果

風邪やインフルエンザの予防にもなる「免疫力」。サウナに入ることでその機能を高めることができます。

深部体温が上がると免疫細胞は元気になります。また体が温まって、高温状態になると、体内や皮膚からヒート・ショック・プロテイン(HSP)と呼ばれる、体の中の細胞を修復するタンパク質が出るようになります。このHSPは、肌などの細胞だけでなく免疫細胞まで修復してくれるため、免疫機能が高まります。

サウナに継続して入った結果、風邪やインフルエンザなどの病気にかかりにくくなるのです。

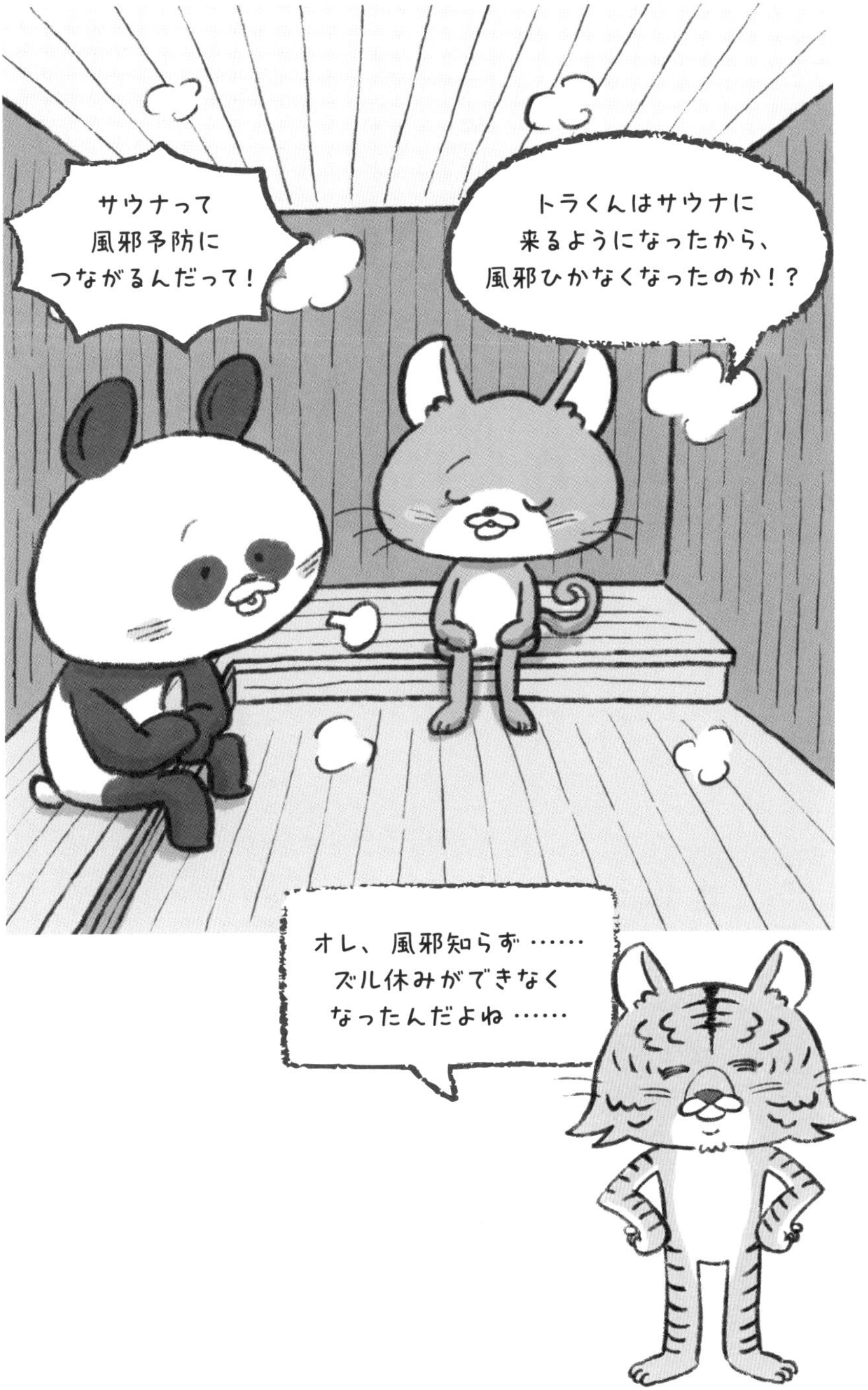
トラくんはサウナに
来るようになったから、
風邪ひかなくなったのか！？
サウナって
風邪予防に
つながるんだって！
オレ、風邪知らず……
ズル休みができなく
なったんだよね……

03

サウナの効果②
つらい凝りもじんわりほぐす「冷え性・腰痛・肩凝り・目の疲れ」改善

体を温めて血流が良くなることで改善される!

冷え性やつらい腰痛、肩凝り、目の疲れは、サウナでも改善できます。

サウナで体を温めると、筋肉がほぐされて、血流そのものが良くなるので、冷え性の改善につながります。また、サウナには体の中の活性酸素を減らす効果もあります。活性酸素とは体の中の鉄分と結びついて血管をサビつかせたり、細胞に傷をつけたりするもの。血流が悪くなり、肩凝りや腰痛の原因にもなっているものです。

サウナに入って体を温めた結果、冷え性だけではなく、血行不良が原因で起こる肩や背中の凝り、腰痛、そして眼精疲労などが軽くなる効果が表れるのです。

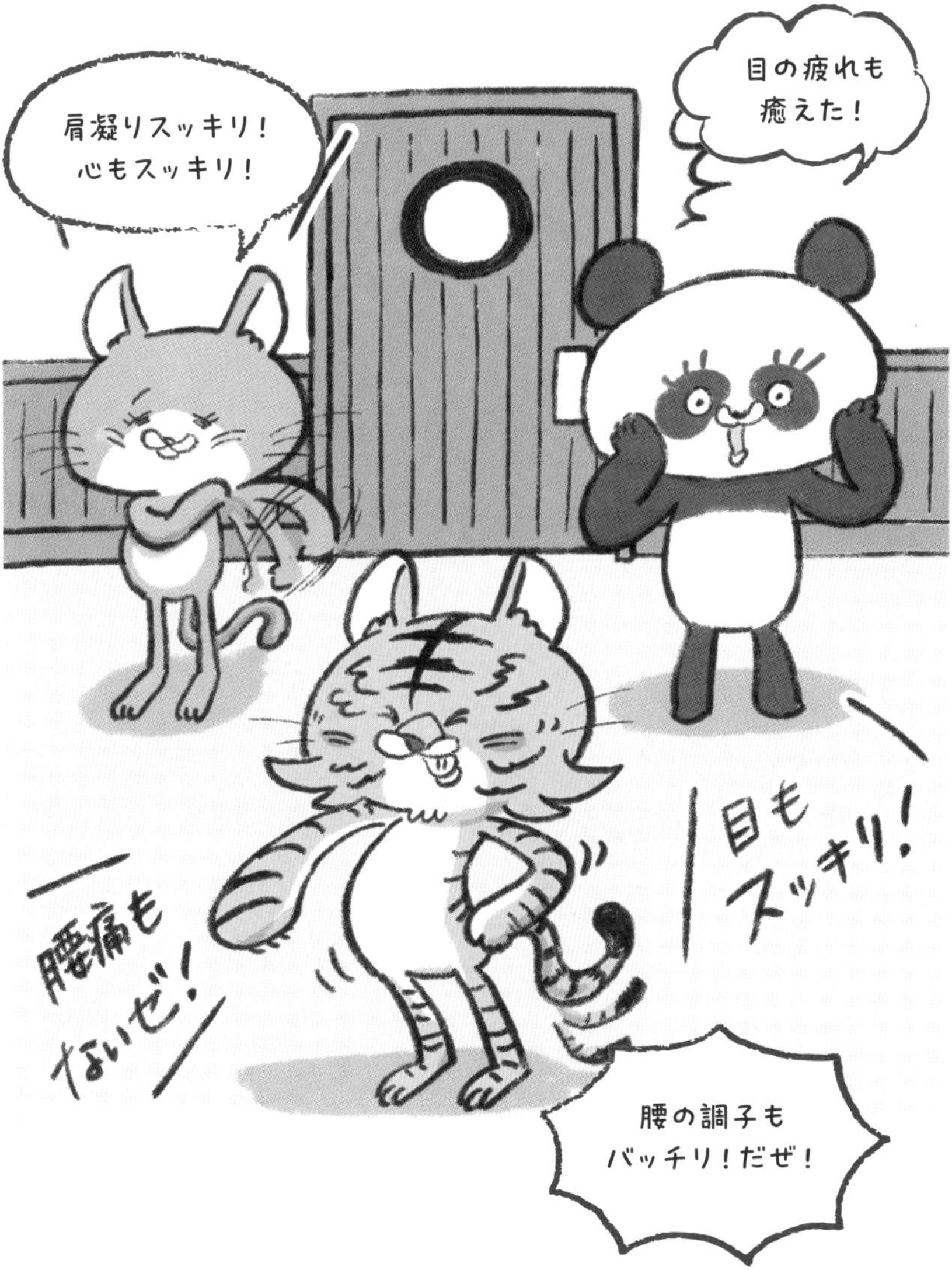
肩凝りスッキリ！
心もスッキリ！
目の疲れも
癒えた！
腰痛も
ないぜ！
目も
スッキリ！
腰の調子も
バッチリ！だぜ！

04

サウナの効果③
手や足の先までぽっかぽか「睡眠の質の向上！」

ぐっすり眠れて目覚めもバッチリ！

夜ぐっすり眠れないし、朝もなかなか起きられない……という人でも睡眠の質を向上させてくれるのがサウナの魅力のひとつです。

眠くなると手足の先の体温が上昇しているのを感じることはありませんか？　これは眠る準備として、手足の血管を広げることで放熱し、脳を含めた体の内部の温度である深部体温を下げようとしているのです。サウナでは、水風呂や外気浴とサウナを交互に入ることで、手足の先まで温かくなります。この深部体温が下がることで、眠りのスイッチが入った状態になります。

しかもサウナに入った日の眠りは深くなるので、睡眠の質もあがります。その結果、目覚めも良く、シャキッとするのです。

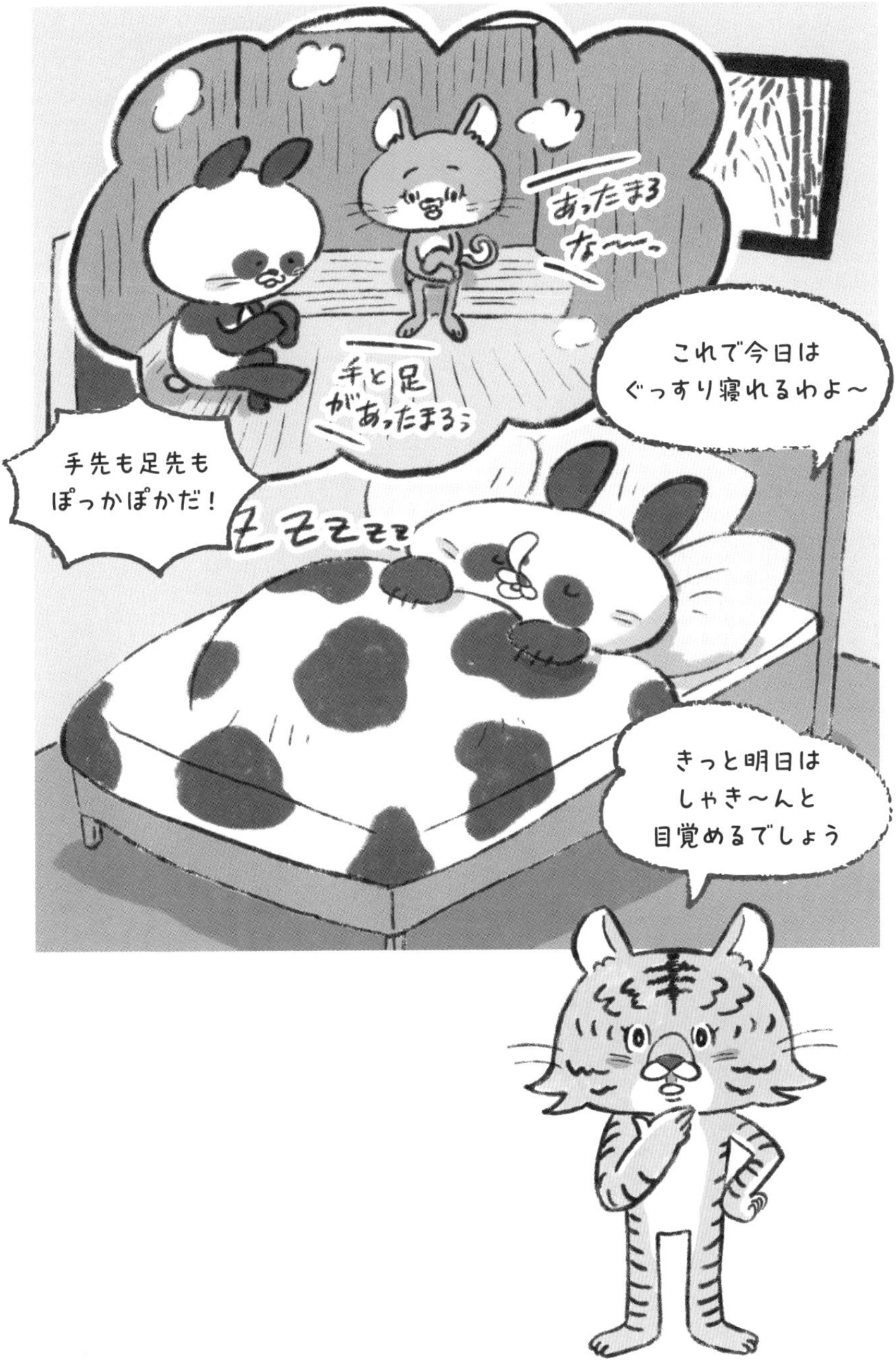
あったまるな〜〜。
手と足があったまるぅ
これで今日は
ぐっすり寝れるわよ〜
手先も足先も
ぽっかぽかだ！
Zzzzzz
きっと明日は
しゃき〜んと
目覚めるでしょう

05

サウナの効果④
基礎代謝をアップするから「痩せやすい体質に！」

目指すのは痩せやすい体質！

サウナは汗をかくので、すぐに体重も減るかも！ダイエットにぴったり！なんて思う人もいますよね。確かに、サウナに入り続けると基礎代謝が上がり体温も上がるため、痩せやすい体質にはなりますし、実際にサウナに通った人には「痩せた！」という人もいます。

ただ、サウナには直接的なダイエット効果はありません。サウナに入った後に体重を測って減量しているのは、単に水分が減っただけなのです。だから水分を補給すればすぐに元の体重に戻ります。むしろ、サウナに入ることで食欲が出ますので、かえって飲み過ぎ・食べ過ぎで太ってしまう可能性もあるので、ここは注意しておきますね。

あくまでも目指すのは痩せやすい体質。そのためには、基礎代謝を上げるサウナはおすすめです。

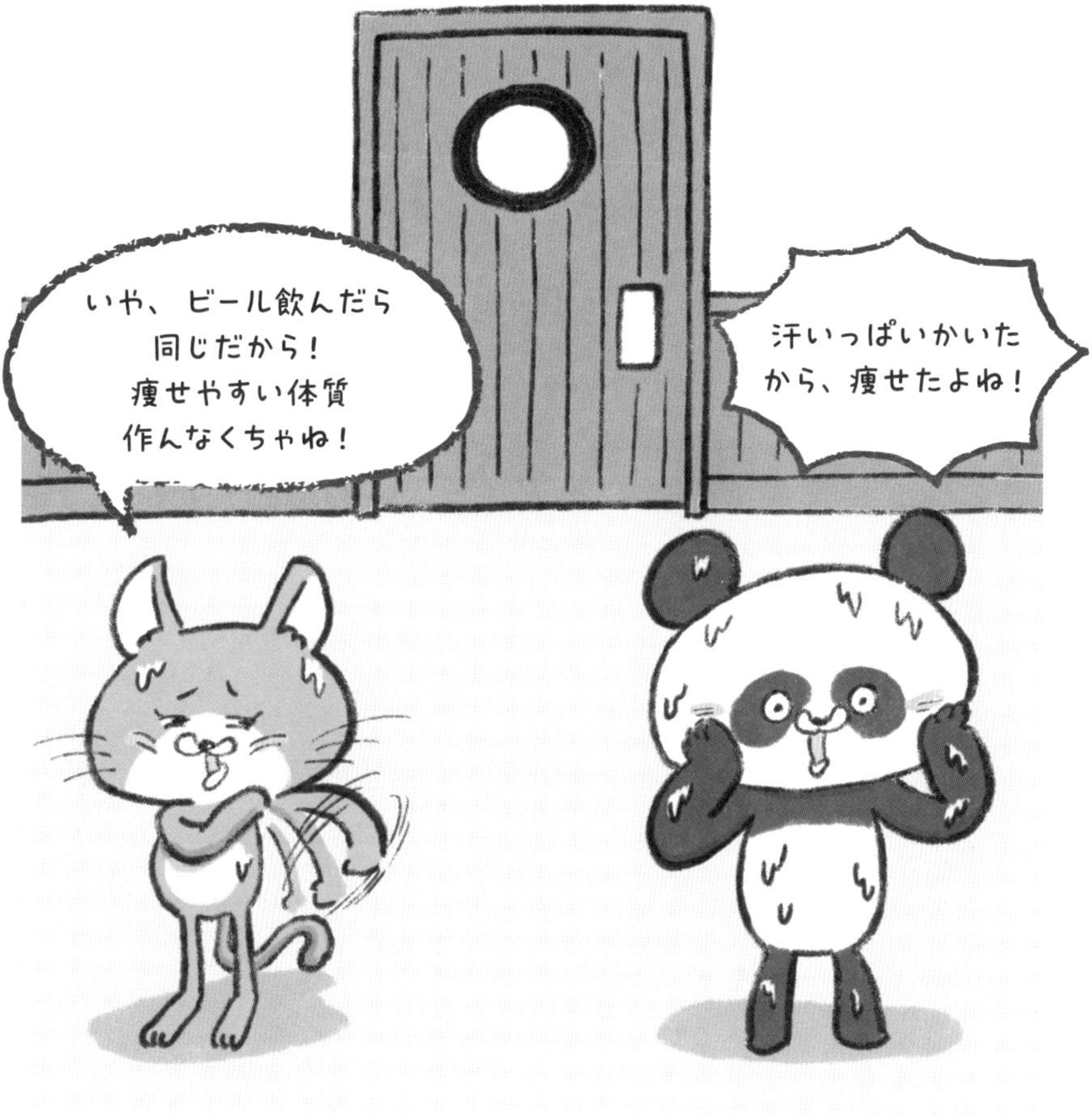
いや、ビール飲んだら
同じだから！
痩せやすい体質
作んなくちゃね！
汗いっぱいかいた
から、痩せたよね！

06

サウナの効果⑤
高温の刺激で活性化「肌がつるつるに！」

デトックス効果と新陳代謝で美容効果抜群

サウナに入って汗をかくと、腎臓への血液量が増えるため、毒素の排出量が増え、肝臓の解毒力もあがります。汗そのものから排出されているのは水分や塩分、皮脂なので、毒素は出ていないものの、デトックス効果につながっています。体の余分な塩分や水分の出ることでむくみが改善され、肌がつるつるによみがえるのです。

またサウナで体が温まると血行が良くなり、新陳代謝が促進されます。その結果肌のキメが整い、うるおいのある肌になります。

さらにHSP（P37）が活性されるので紫外線などで痛んだ細胞も修復され、肌がよみがえるのです。

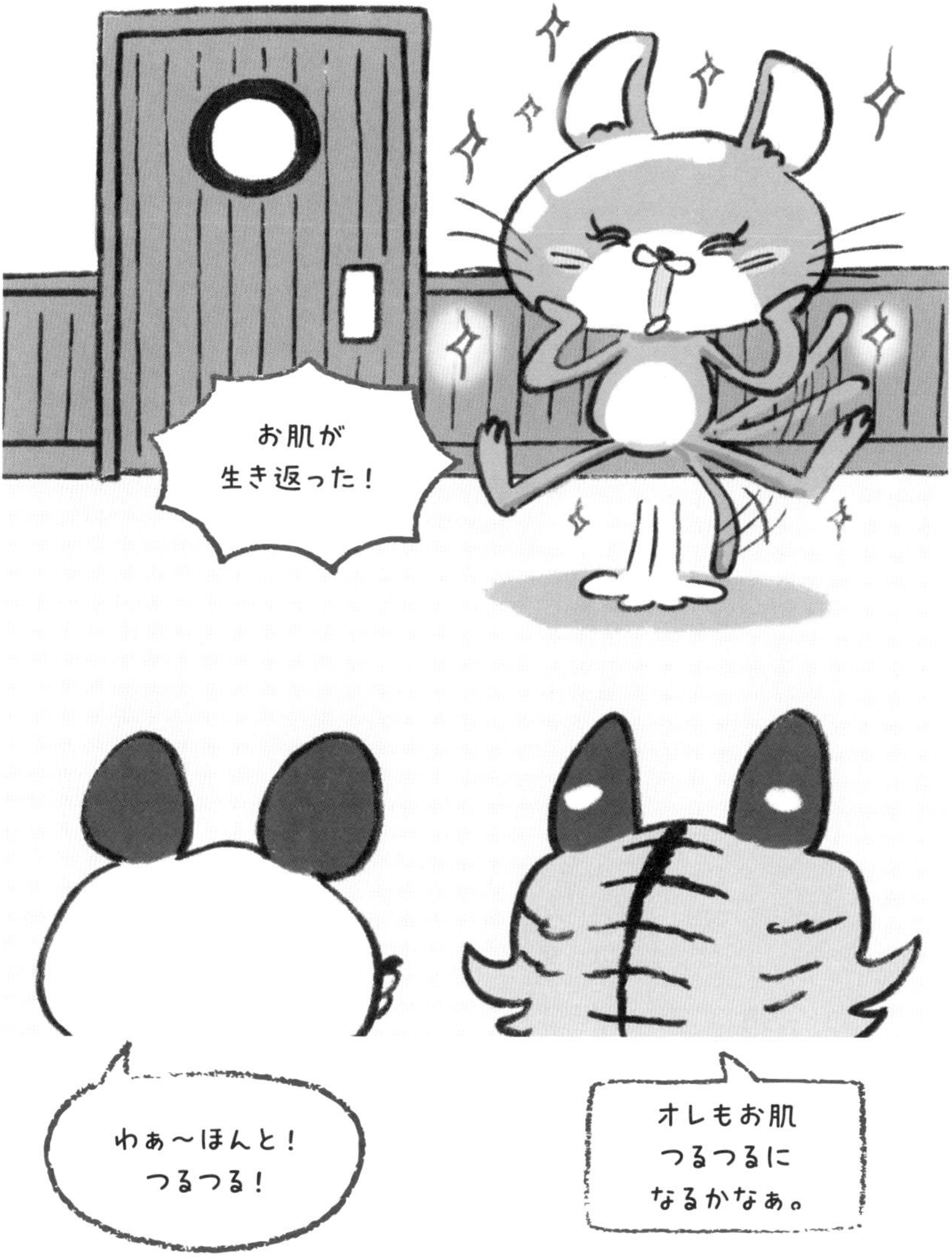
お肌が
生き返った！
わぁ～ほんと！
つるつる！
オレもお肌
つるつるに
なるかなぁ。

07

サウナの効果⑥
「自律神経が整う！」
癒されることで心もリセット！

思考や気持ちもリセット！で脳がめざめる

サウナと外気浴や水風呂を繰り返すと、脳内の血管が広がったり、縮んだりします。すると血行が良くなり、脳に十分な栄養や酸素が行き渡るようになるため自律神経が整います。またサウナを出るとその熱さから解放されて一気にリラックスします。そこで思考や気持ちがリセットされ、癒されるため、脳力が高まるのです。

だからサウナを出た後にはアイデアが浮かびやすくなったり、整理できていなかった考えが整理できるようになったりします。これは、トイレやベッドの中で不意にアイデアが湧き出しやすくなることと同じ現象です。

サウナに入っている最中は何も考えなくていいのです。余計なことに思いわずらわされず、ただ「熱い」という感覚だけの時間を楽しみましょう。

ムフフフフフフフフフフ
気持ちい～
ふへ～
あ～つ～い～
発想力
集中力
テキパキ
テキパキ
最近トラくんが
おもしろいアイデアが
浮かぶって言ってたね
すっごい！トラくんが
あんなに集中してる！

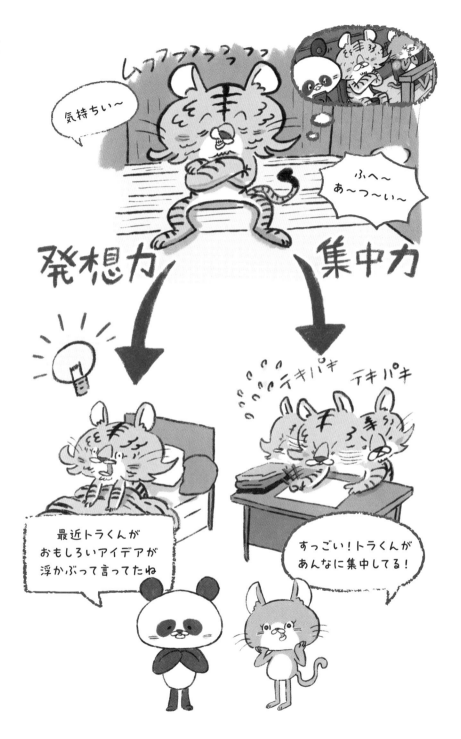

08

サウナの効果⑦
頭をリセット！「脳疲労の解消」

頭部を高温の空気に触れさせたら、水風呂へ！が効く

サウナは脳の疲労回復にも効果的です。サウナに入ったときは、日常のさまざまなことを考えてる思考の世界に入ってしまいがちですが、そのうち高温のため「熱い！　熱い！」という感覚の世界に入ります。すると頭を思考から感覚へ切り替えることが可能になるのです。

また高い場所に座って、頭部をより高温の空気に触れさせて脳の血管を十分に広げた後、水風呂やシャワー・外気浴などで頭を冷やします。すると脳はすっきりして、爽快感が生まれます。「頭を一旦温めてから、冷やす」ことが脳疲労の解消につながります。

サウナの中は熱いため、
他のことを考える余裕
がなくなります。

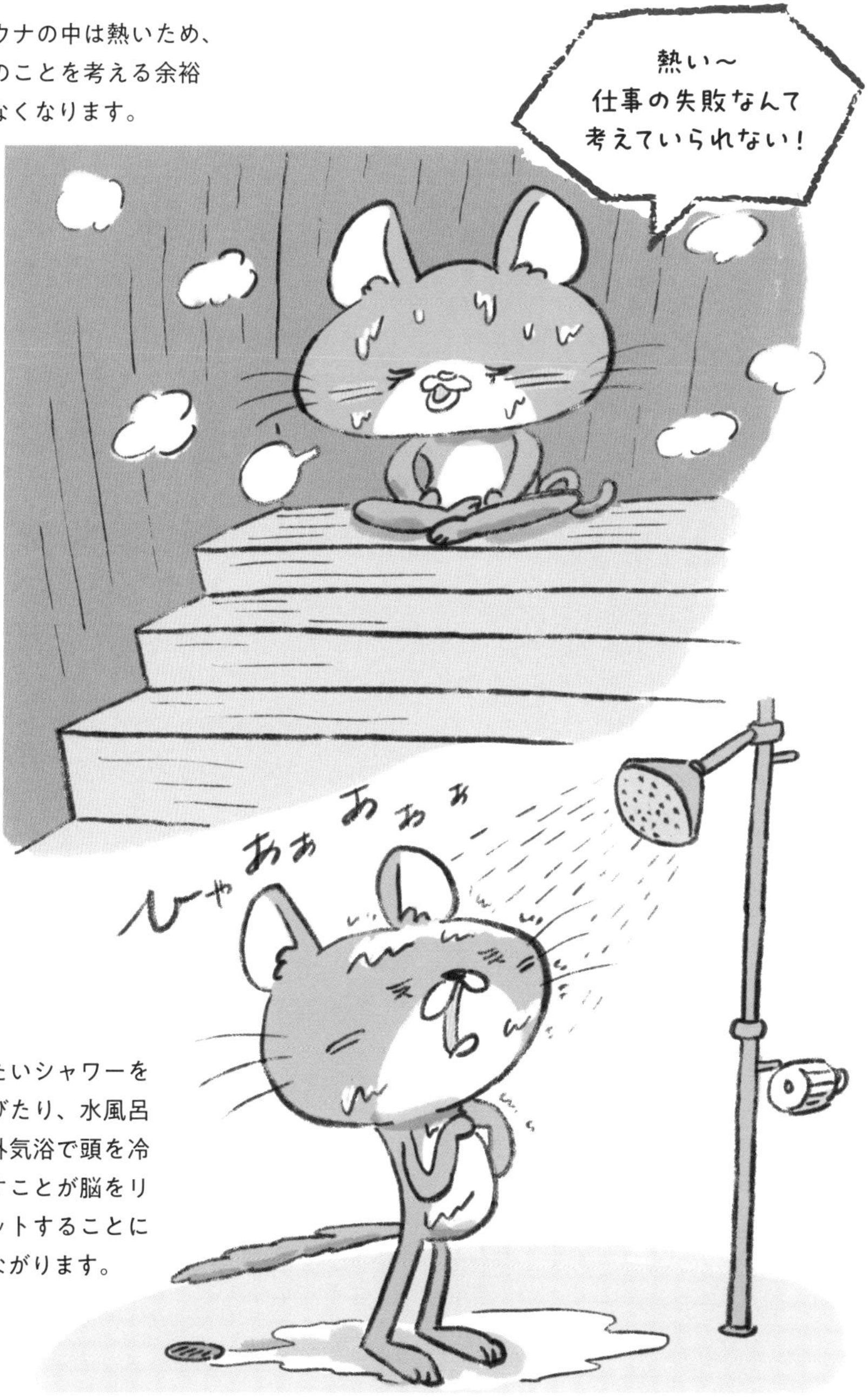
熱い〜
仕事の失敗なんて
考えていられない！
ひゃあぁあぁぁ

冷たいシャワーを
浴びたり、水風呂
や外気浴で頭を冷
やすことが脳をリ
セットすることに
つながります。

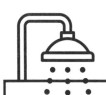

Column 2

本当にすきなサウナを見つけよう

サウナはフィンランドやドイツなどヨーロッパの方が充実しています。種類もスケールも、装飾などのエンタメ要素も違うので、一味違った楽しみ方ができます。ただ、最近では日本のサウナも絶景が見られる、自然の中にあるなどいろいろなタイプのサウナが増えてきているので、選択肢に広がりが出てきました。

だからこそ、自分のお気に入りのサウナ、居心地のよいサウナを見つけるのもいいですね。たとえば、生活圏から100Km以上離れるとリフレッシュ効果があるという研究結果もあるようなので、遠くにあるサウナを見つける方法もありでしょう。または自分のライフスタイルに合わせて、近場で日常的にいけるサウナ、ちょっと贅沢でご褒美的にいけるサウナ、自分の故郷のサウナなどです。

今はインターネットなどで情報を集めることができます。どんなサウナがいいか、何を目的としているかなどを考えて探してみるのも楽しいものです。

Chapter3

サウナに行こう

01

ルールとマナー①
重宝するのは2枚のMyタオル

拭くタオルと敷くタオル自分の汗は自分で持ち帰る

サウナ内が濡れていて、不思議に思うことはありませんか？　サウナに汗はつきものですが、他人の汗に触れたくありません。「自分の汗は自分で持ち帰る」がマナーです。

汗腺が塞がって汗を出にくくしないように、常に汗をタオルで拭き取りましょう。さらに自分のタオルを敷くと衛生的です。拭くタオルと敷くタオルの2種類があると快適です。

これらのタオルは用途に応じてサイズも質感も異なります。下に敷くタオルはパイルというふっくらとした厚みのある生地で、クッション性や弾力性があるものを選ぶと良いでしょう。サウナの床や壇は板で硬いですから、クッションになるタオルが良いのです。また、汗を拭うタオルは温泉でよく使われるタオルのように薄めで、拭いたり絞ったりを楽に繰り返せるものがベストです。

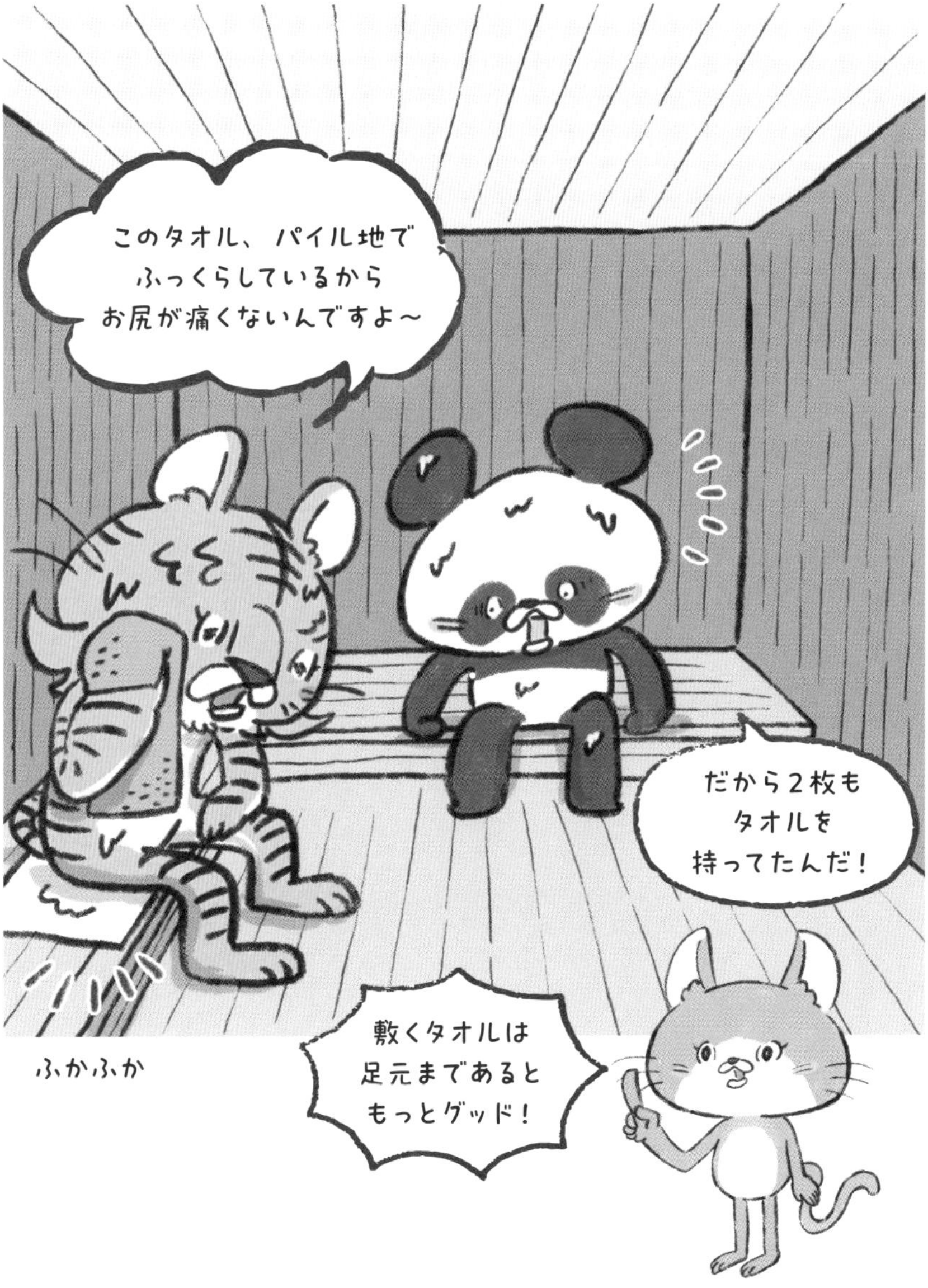
このタオル、パイル地で
ふっくらしているから
お尻が痛くないんですよ～
だから２枚も
タオルを
持ってたんだ！
ふかふか
敷くタオルは
足元まであると
もっとグッド！

02

ルールとマナー②
私語と貧乏揺すり・汗は注意が必要

「他の人のことも考える」が基本

いくらサウナが社交の場であっても、おおぜいの人と共同で利用する施設。基本的なマナーは守りましょう。

知らない人がいる場合、私語は控えめにします。静かに入りたい人にとっては他人の話し声は気に障るものです。施設によっては黙浴をルールにしているところもあります。貧乏揺すりも、振動が伝わって他の人を苛立たせてしまう可能性があります。

またサウナの中ではタオルを絞らないのが基本。床などに汗を垂らされるのは不快な人も多いもの。また、自分や友人のためにタオルを広げて場所取りをしたり、知らない人に近すぎる場所を確保したりするのも迷惑になります。全員が快適に利用できるように、思いやりを忘れずにサウナを楽しみましょう。

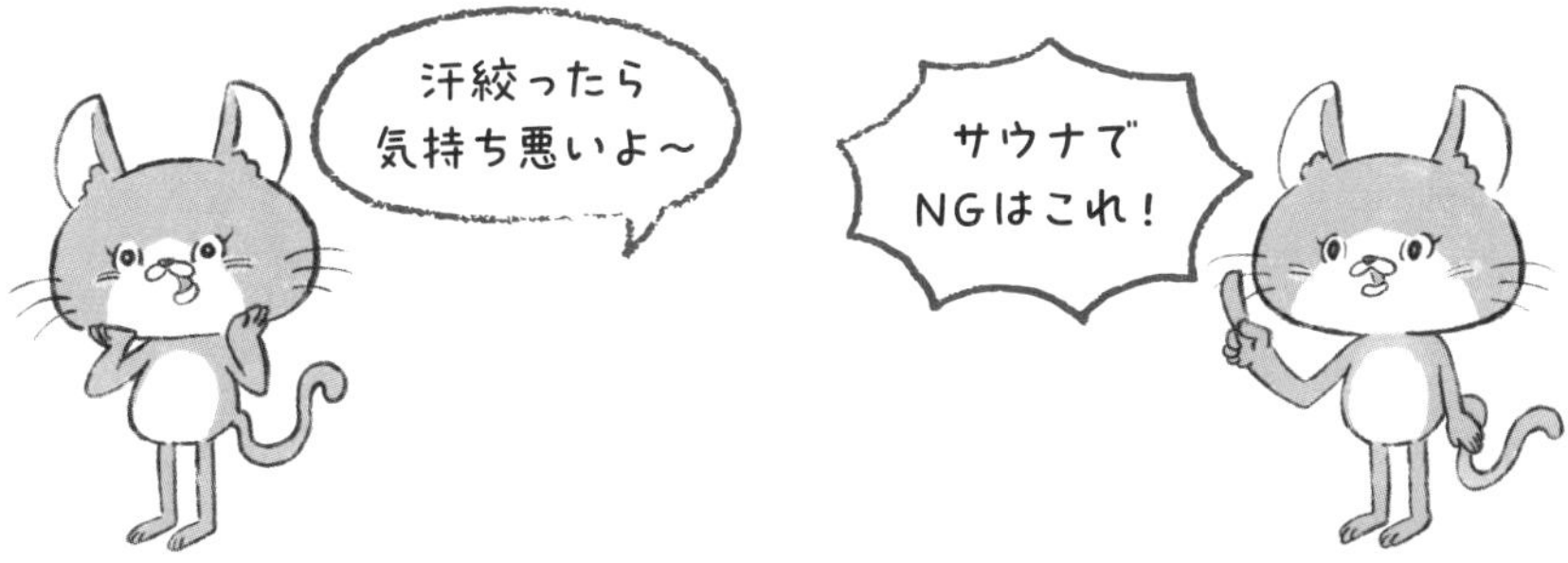
汗絞ったら
気持ち悪いよ～
サウナで
NGはこれ！

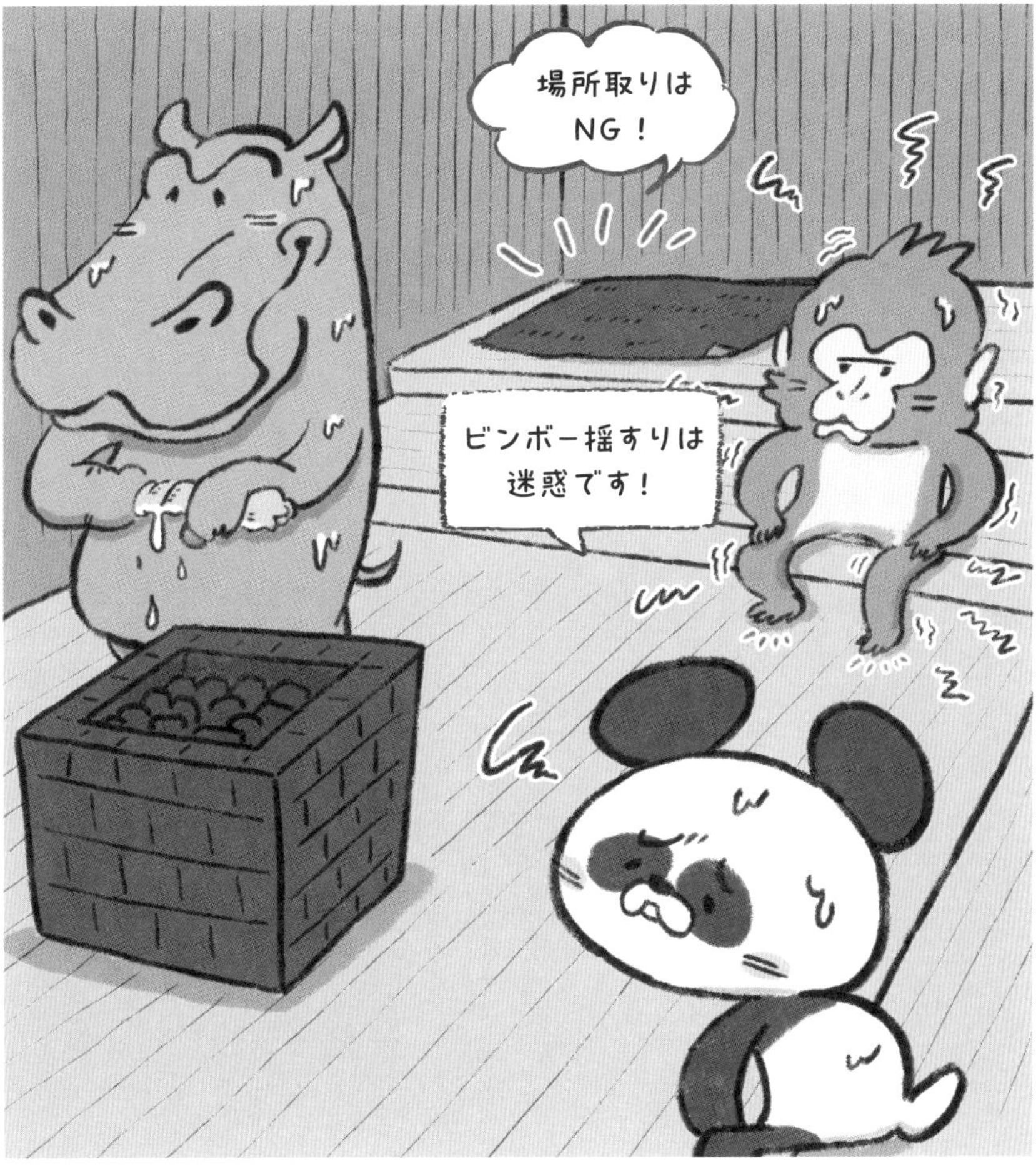
場所取りは
NG！
ビンボー揺すりは
迷惑です！

03

ルールとマナー③
外気浴・水風呂でも汗と私語は要注意

少しの配慮でみんなが心地良く

外気浴は、特に心と体を休める場所です。知らない人が多くいるときは私語を慎みましょう。椅子など自分の汗で濡らしてしまった場合は、水を掛けて流しておくなどの配慮ができると素敵ですね。また、外気浴スペースが狭いと、順番待ちになることも。人が待っていることもあるので、予めスペースに余裕のある施設かどうか調べておきましょう。

水風呂は、必ずシャワーで汗を流してから入ること。そして浴槽にはゆっくり静かに入ること。勢いよく入ってしまうと、波立って他の人に迷惑です。また水風呂で頭まで冷やしたいところですが、施設によっては潜ることが禁止されているので、その場合は浴槽の外で水をかぶる程度にしておきましょう。

外気浴では…

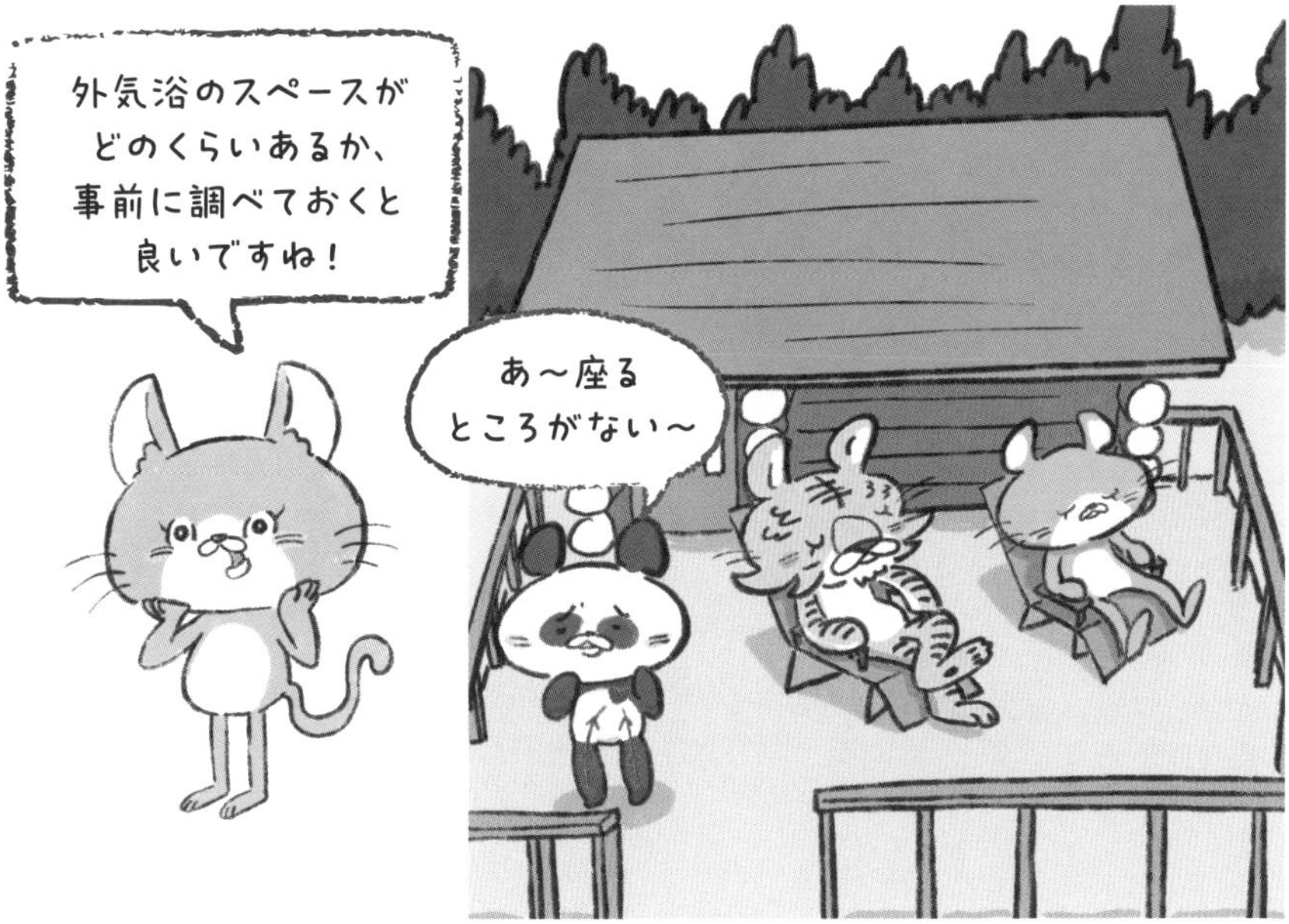
外気浴のスペースが
どのくらいあるか、
事前に調べておくと
良いですね！
あ～座る
ところがない～

水風呂では…

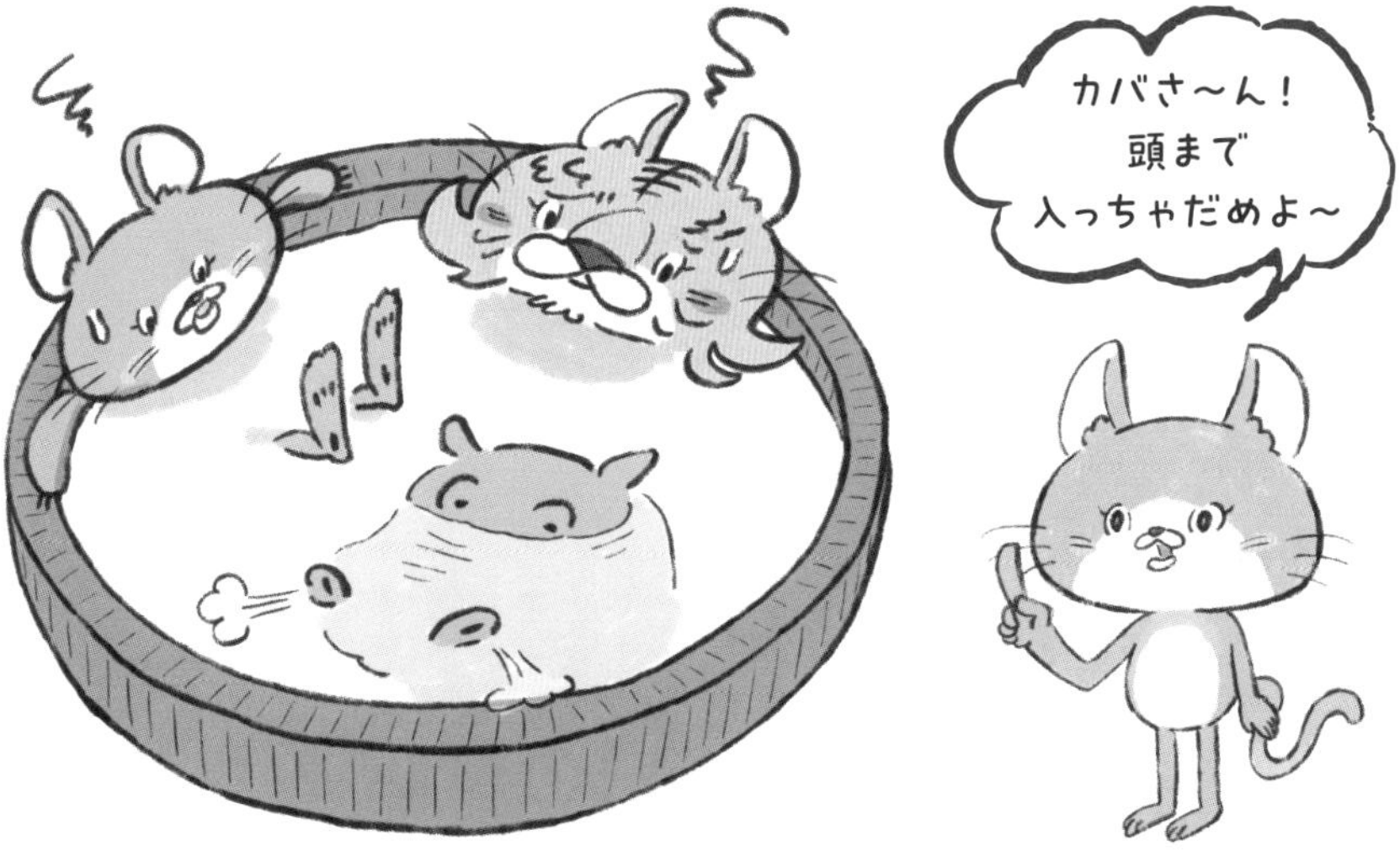
カバさ～ん！
頭まで
入っちゃだめよ～

04

ルールとマナー④
泥酔・皮膚や心臓疾患のある人は控えよう

自分の体を守り、他人への配慮を忘れずに

サウナがどんなに体に良くても、控えた方がいい人がいます。

①お酒を飲んで泥酔状態の人。 お酒の匂いや振る舞いで他の人を不快にさせてしまう可能性があります。またそれ以上に、お酒を飲んで脱水状態になっているところでサウナに入ると、さらに脱水を促進してしまうので体にとって非常に危険です。

②皮膚疾患や心臓疾患のある人、血圧が極端に高かったり低かったりする人、あるいは体調が優れない人。

③タトゥーのある人。 施設によってお断りしているところもありますので、注意が必要です。

④お子さん連れ。 問題はありませんが、はしゃいで扉を開け放しにしたり騒いだりするようであれば他の人に迷惑がかかるので、貸切で利用することをお勧めします。

サウナは控えた方がいい人たち

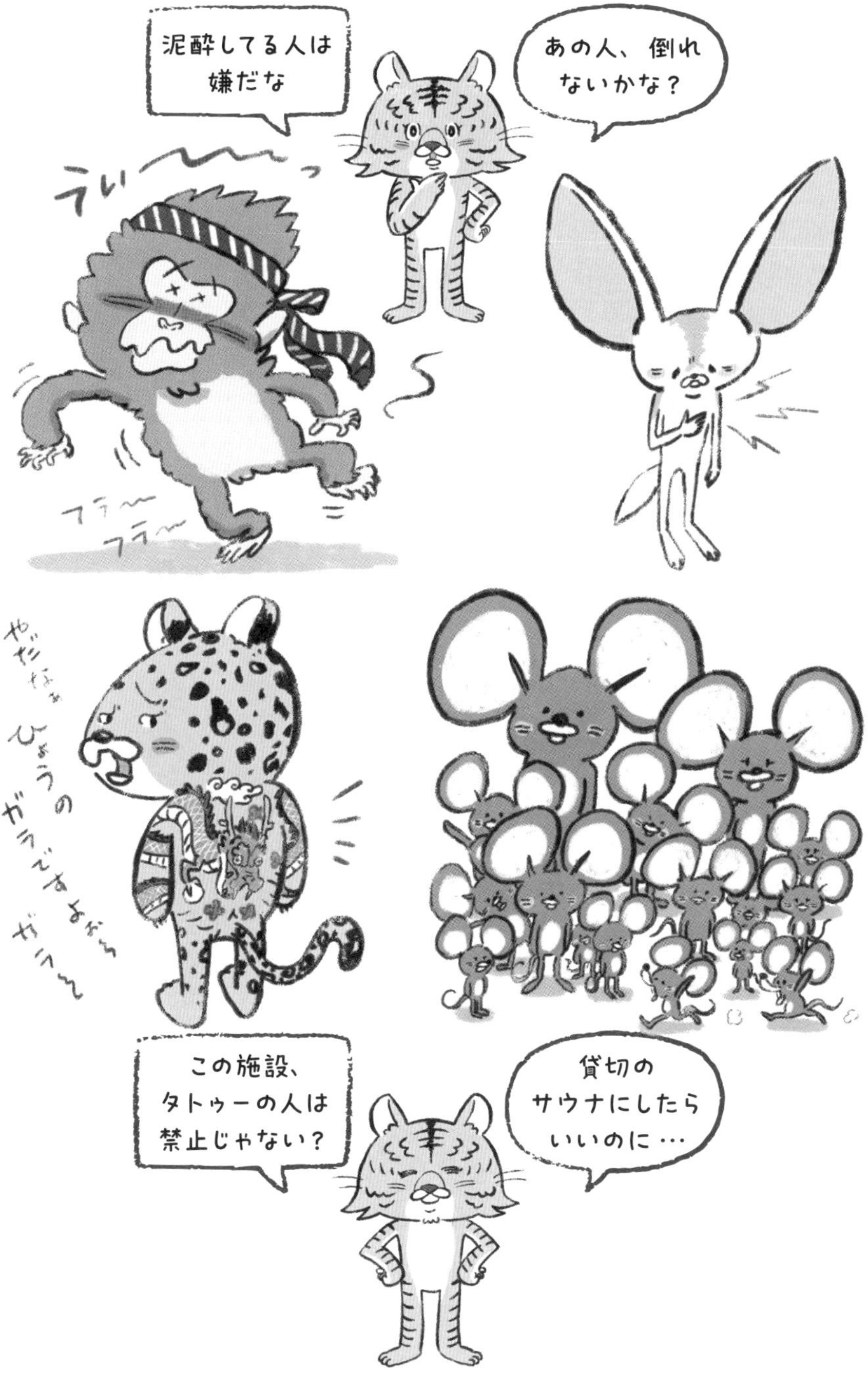

05

［基礎編］①
自分が「気持ちいい！」が一番

サウナ→外気浴→サウナ→水風呂

サウナは、自分が気持ちいい！と思うことが一番大事です。だから熱いのを無理するのはＮＧです。とはいえ、せっかくだからサウナは効果的に入りましょう。

サウナには、いきなり入ってはいけません。シャワーを浴びて体の汚れを流し、体についた水滴をしっかり拭き取ってから入ります。足湯がある施設であれば、サウナに入る前に足湯に入りましょう。体の末端を温めてからの方が、より安全です。

サウナに入った後は、外気浴、サウナ、水風呂、サウナ……と繰り返します。最後はサウナ、水風呂、外気浴でいつもの体の状態に戻していきます。

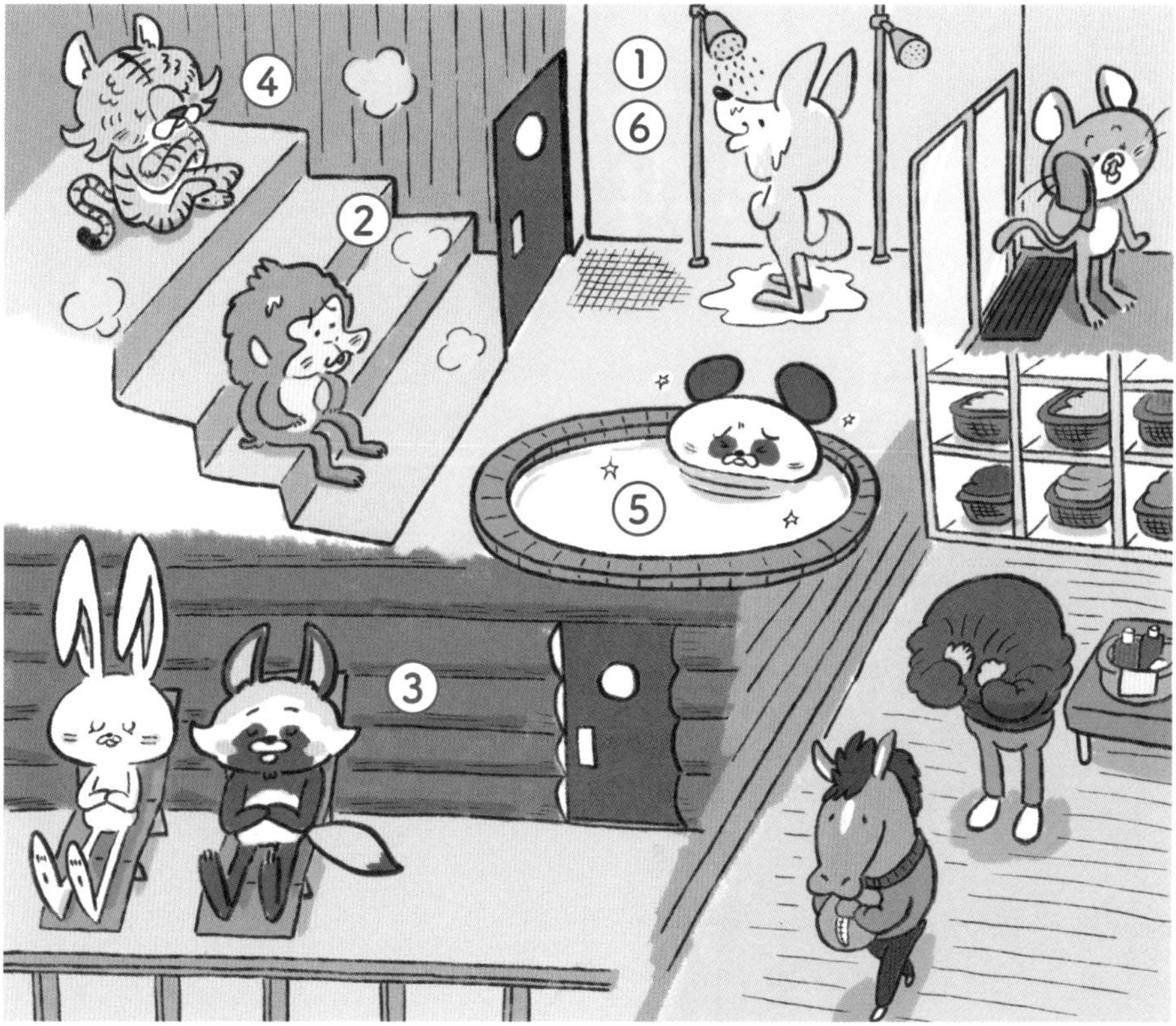

①シャワーを浴びる

サウナに入る前に、頭と体を洗う。水滴が体についたまだと汗をかきにくいので、必ず拭く。

②サウナに入る

低い位置から入って体をサウナの温度に慣れさせよう。座った状態では足下の温度と頭頂部では5℃～10℃の温度差が出るので、あぐらをかいたり、横になったりしよう。

③外気浴で体を冷ます

あったまった体を冷やすことで、リフレッシュやリラックス効果も。

④サウナ2巡目

ひな壇タイプのサウナの場合、最初よりも高い場所に座っても良い。汗が出たら、自分のタオルで拭くこと。

⑤水風呂で体を冷やす

いきなり水風呂に入るのは要注意。シャワーで汗を流してから、自分の体が水に慣れるようにして水風呂に入ろう。

⑥シャワーを浴びる

最後は水シャワーを浴びて、皮膚の表面だけを引き締める。冬は体の温かさを保てる。

06

［基礎編］②
「自分のペース」で足先までサウナに浸る

サウナは私の体の声を聞く時間

「サウナは○分入ったら休憩する」などと言われることもありますが、それは大まかな目安です。熱いサウナに入っていられる時間は、人それぞれだからです。サウナは、「自分の体の声を聞く時間」だと思ってください。「汗も出てきたし、熱いからそろそろいいかな」と思ったときが、休憩タイム。まちがってもガマンくらべはＮＧです。休憩も、時計で計るのではなく、「体が冷えたかな」と思ったらサウナに戻りましょう。

またサウナは、高い位置の温度が高くなっています。足の先が頭より低いところにあると、なかなか温まりません。そんなときにオススメが、横になって寝た状態で入ること。特に足が冷え性の人は、壁を利用して足を少し上げてみたり、あぐらをかいて座ったりすると良いでしょう。足先から温まるので、無理なく全身を温めることができます。

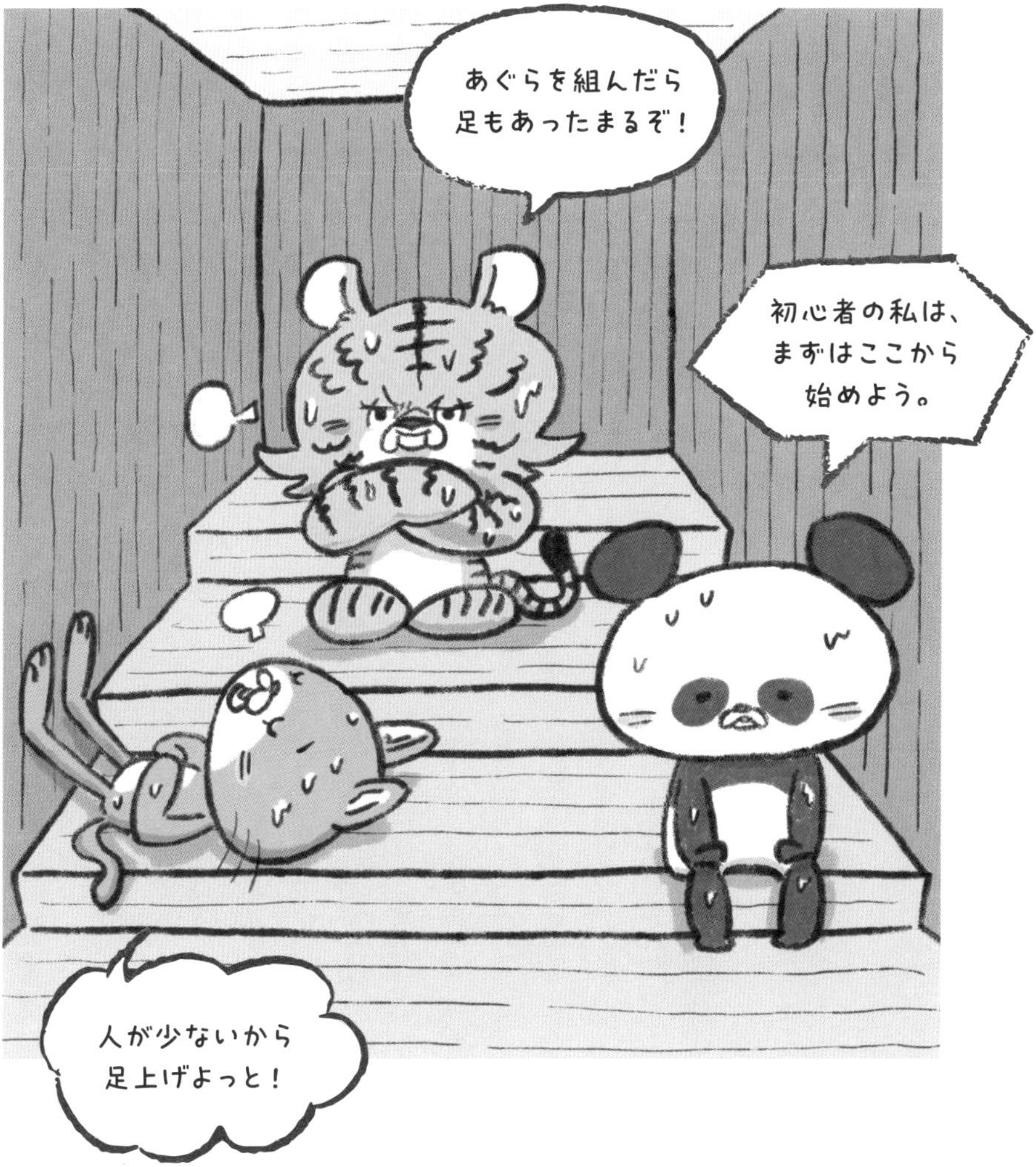
あぐらを組んだら
足もあったまるぞ！
初心者の私は、
まずはここから
始めよう。
人が少ないから
足上げよっと！

07

［基礎編］③ 体が十分にあったまったら外気浴で休めよう

外の冷たい空気でリフレッシュ

外気浴はサウナで温かくなった体を冷まして、休めることができます。時間に決まりはありません。そもそも外気温は季節や地域によってずいぶんと違うので、時間で目安を計れるはずがないからです。夏なら外気浴でも体が冷めるまでに時間がかかりますし、冬ならすぐに冷めてしまいます。もし、冬に外気浴をしようと思って外に出て「寒い！」と感じたら、それはまだ体が十分に温まっていない証拠です。体が十分に温まっているときは、冬の寒さの中に出てもしばらくは寒さを感じませんから。

また、外気浴は新鮮な空気を体に取り込む意味もあります。できるだけ空気のきれいな環境で、風を感じながら自然と一体となっていることを感じられたらいいですね。

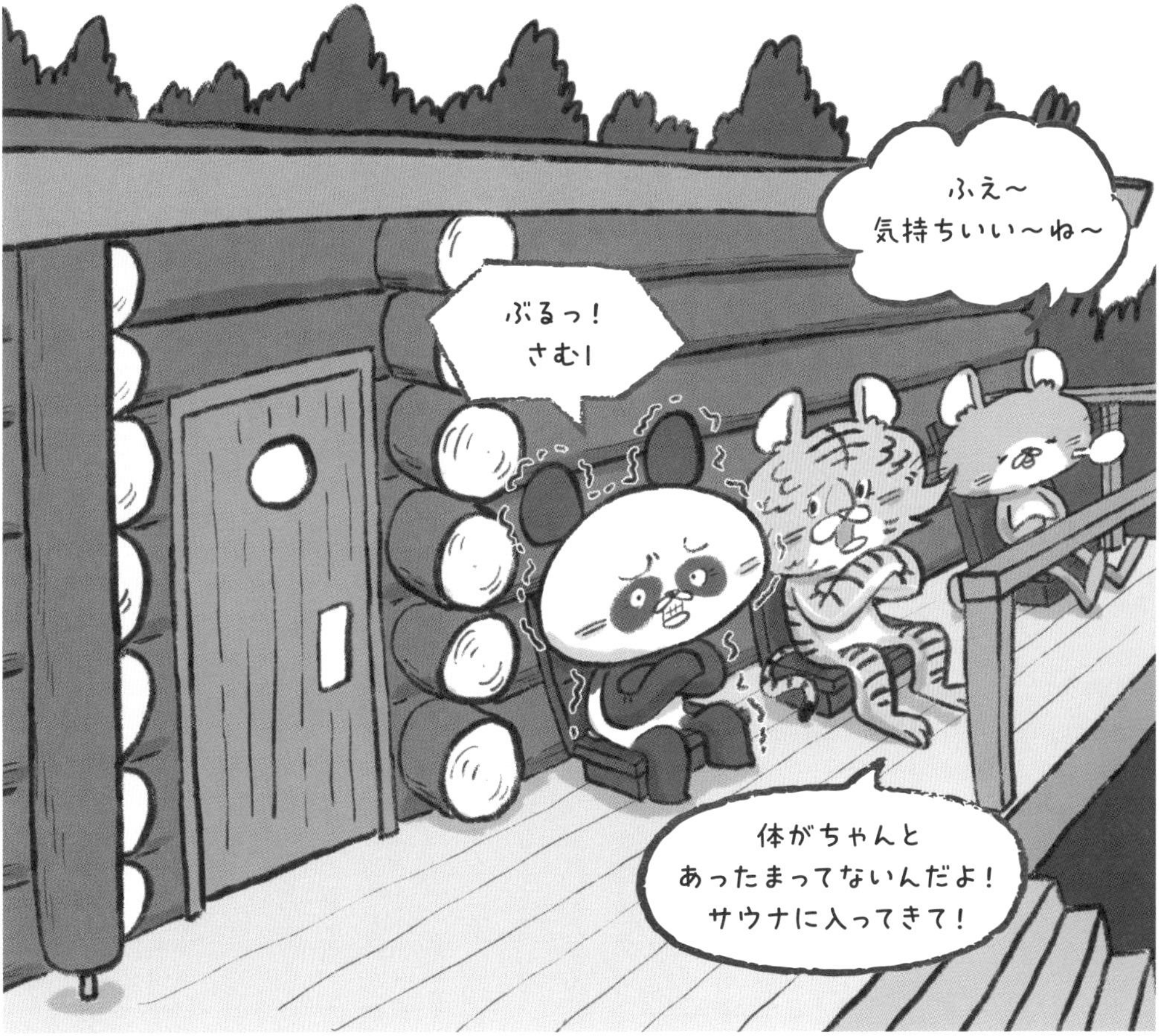
ふえ～
気持ちいい～ね～
ぶるっ！
さむ！
体がちゃんと
あったまってないんだよ！
サウナに入ってきて！

08

［基礎編］④ 水風呂は「気持ちいい」を優先！

水風呂はマストじゃない!! タイミング自由！

水風呂による冷水浴は温まった体を冷やす効果があります。ただ水風呂の底の方に足先だけが入った状態だと、体が冷えやすくなります。なるべく体全体を入れ、手や足を水面から出しましょう。長い時間入る必要はありません。また心臓の弱い人は、少しずつ体の声を聞きながら入りましょう。

また水風呂に入るタイミングは、本来は自分の気分次第！ 自由です。入っている時間も、「気持ちいい」を優先して「寒い！ 冷たい！」と感じたらやめましょう。

水風呂は必ず入らなくてはいけないものではありません。苦手な人は、水をかけるだけでもOKです。

仕上げに水風呂で体を冷ましてシャワーで洗い流し、開いた毛穴をキュッと閉じて終了、という感じでもいいですね。

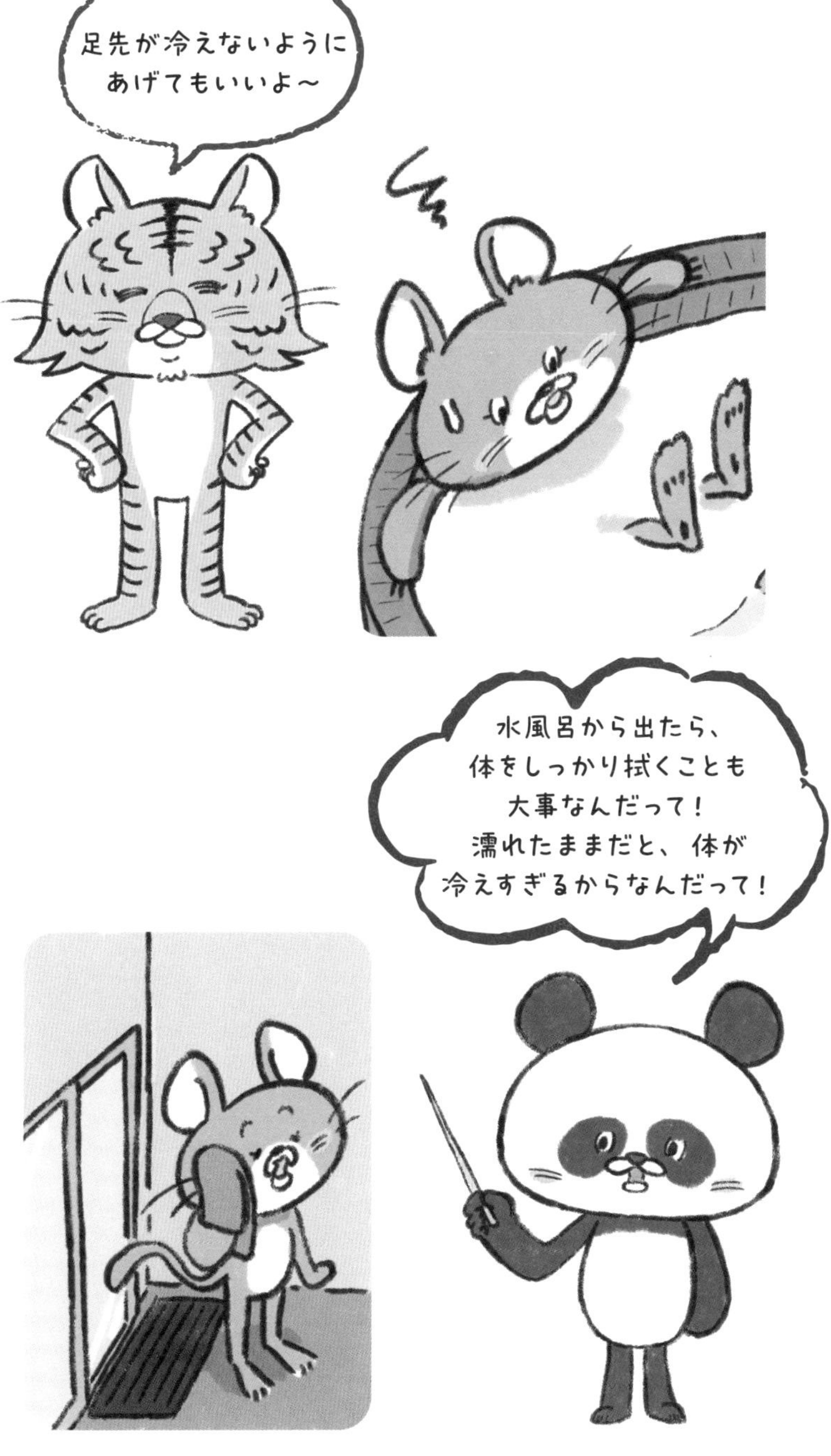
足先が冷えないように
あげてもいいよ～
水風呂から出たら、
体をしっかり拭くことも
大事なんだって！
濡れたままだと、体が
冷えすぎるからなんだって！

09

［基礎編］⑤
熱いのが苦手な人は濡れたタオル持参で

短時間でも繰り返し入れば必ず体の芯はあったまる

「サウナの熱さが苦手だな」という人もいるのでは？「汗をかくまでいなくちゃいけない」「5分は絶対入らなくちゃいけない！」などと思うと苦手になりますよね。本来サウナは自分の体の声を聞いて入るものです。だから「熱くなったな」と思ったら、無理せずサウナ室から出ましょう。一回の時間は短くても、外気浴や水風呂を挟んで何度か入っているうちに必ず体は温まります。

いきなり高温のドライサウナに入ると、吸う空気すら乾燥して、体の表面だけでなく喉まで痛いほどの熱さに辛い思いをしてしまうこともあります。そんな時はサウナマスクの装着や、濡れたタオルを持って入ると良いでしょう。すぐに頭が熱くなってのぼせてしまうという人は、濡れたタオルを頭や首に巻くだけで随分違います。

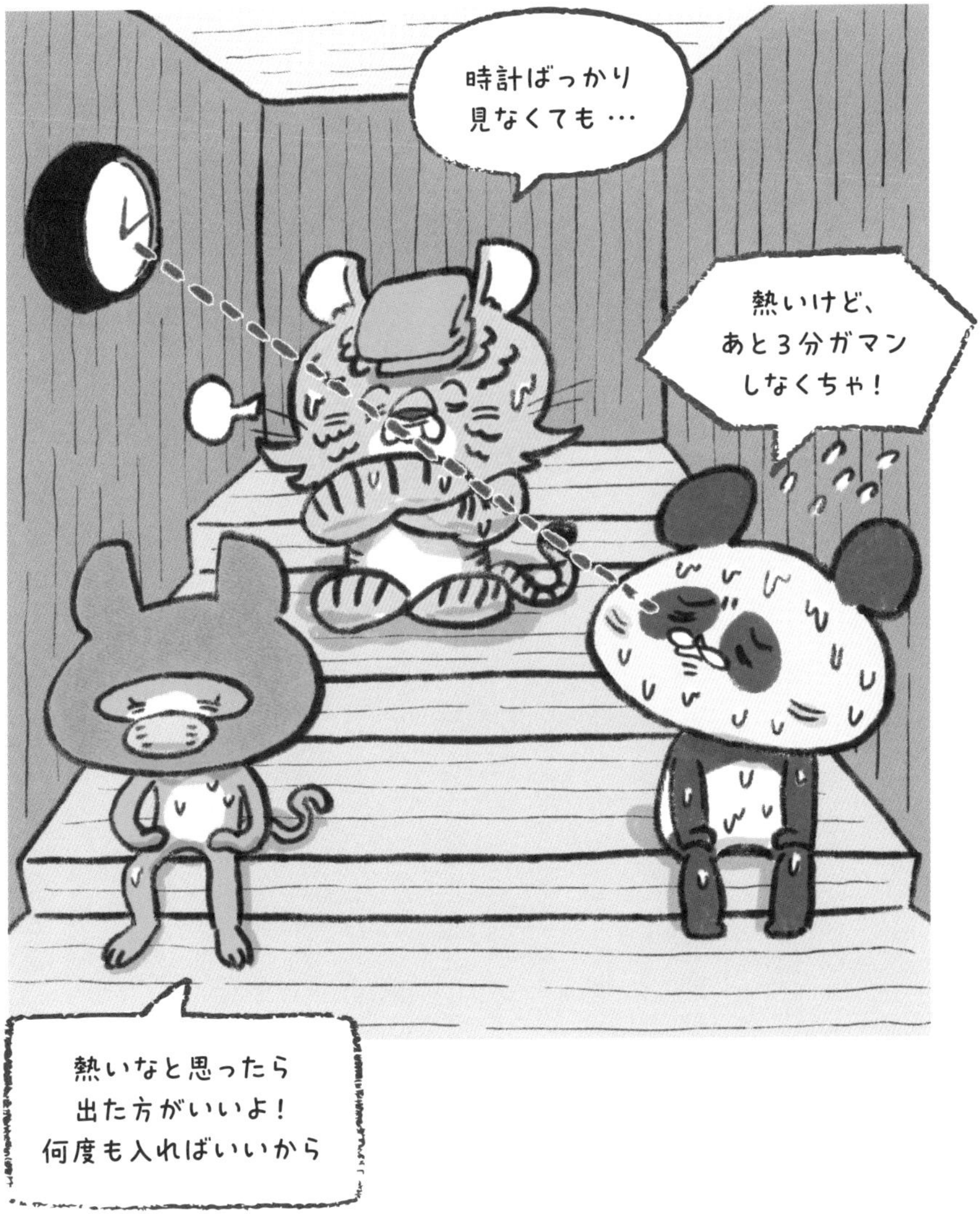
時計ばっかり
見なくても…
熱いけど、
あと3分ガマン
しなくちゃ！
熱いなと思ったら
出た方がいいよ！
何度も入ればいいから

10

［応用編］①
サウナの特徴と温度から座る位置を決めよう

初心者は低めの入り口付近へ。熱いのがOKな人は高い場所へ

サウナの特徴を知って、座る位置を決めておくとよいでしょう。ドライサウナは、高いところと低いところでは体感温度で20度くらい違いがあるところもあります。初心者の人は比較的温度が低めの入り口付近で下段に座りましょう。また一番熱いのは、入り口から遠くて一番高い場所です。熱いのが大丈夫な人はこちらに座ってみましょう。

まれに、サウナヒーターの近くは熱いと考えて、サウナヒーターから離れようとひな壇の上の方に座ってしまう人がいますが、高いところはその分熱くなります。このようなときは低い位置に移動しましょう。

※赤外線ヒーターのサウナなどは、近づくと熱くなる場合があります。

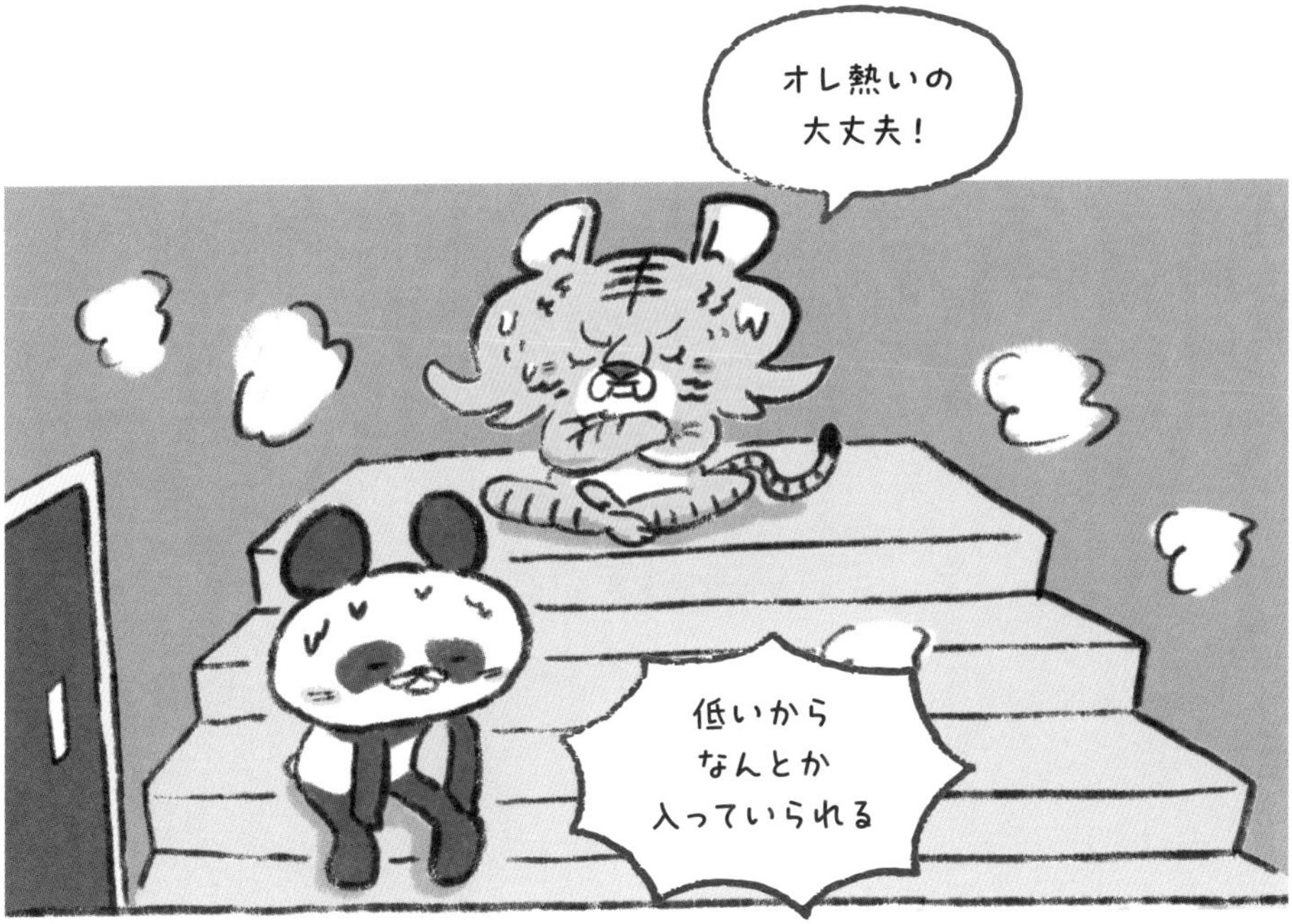
オレ熱いの
大丈夫!
低いから
なんとか
入っていられる

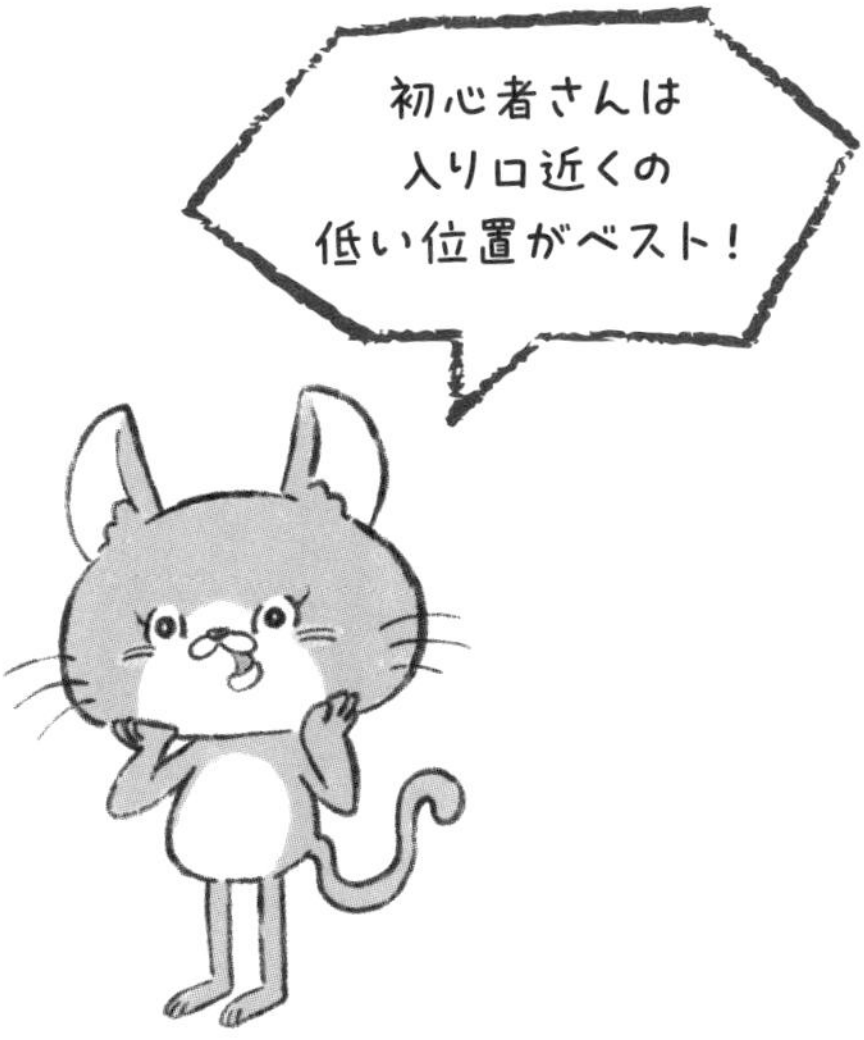
初心者さんは
入り口近くの
低い位置がベスト!

11

［応用編］②
外気浴では 5・10呼吸法でリラックス

基本は横になって、ゆっくり呼吸しよう

熱いサウナから出てきて、心も体もほっと一息つけるのが外気浴です。ベストは横になること。血流が体の末端まで流れるようになって、足先が温まります。その結果体の深部体温が下がり、睡眠効果が上がります。リクライニングチェアが置いてあるところでは、横になりましょう。

また外気浴では、短く吸って長く吐く呼吸を意識してみましょう。リクライニングチェアで横になったら5秒で息を吸って、10秒で吐きます。この「5・10《ゴーテンイチレイ》呼吸法」なら、より体をリラックスして休めることができます。

ただし、体が「冷めてきたな」と感じたときには、すでに冷えている場合があります。寒くなる前に室内へ入ることも大切です。

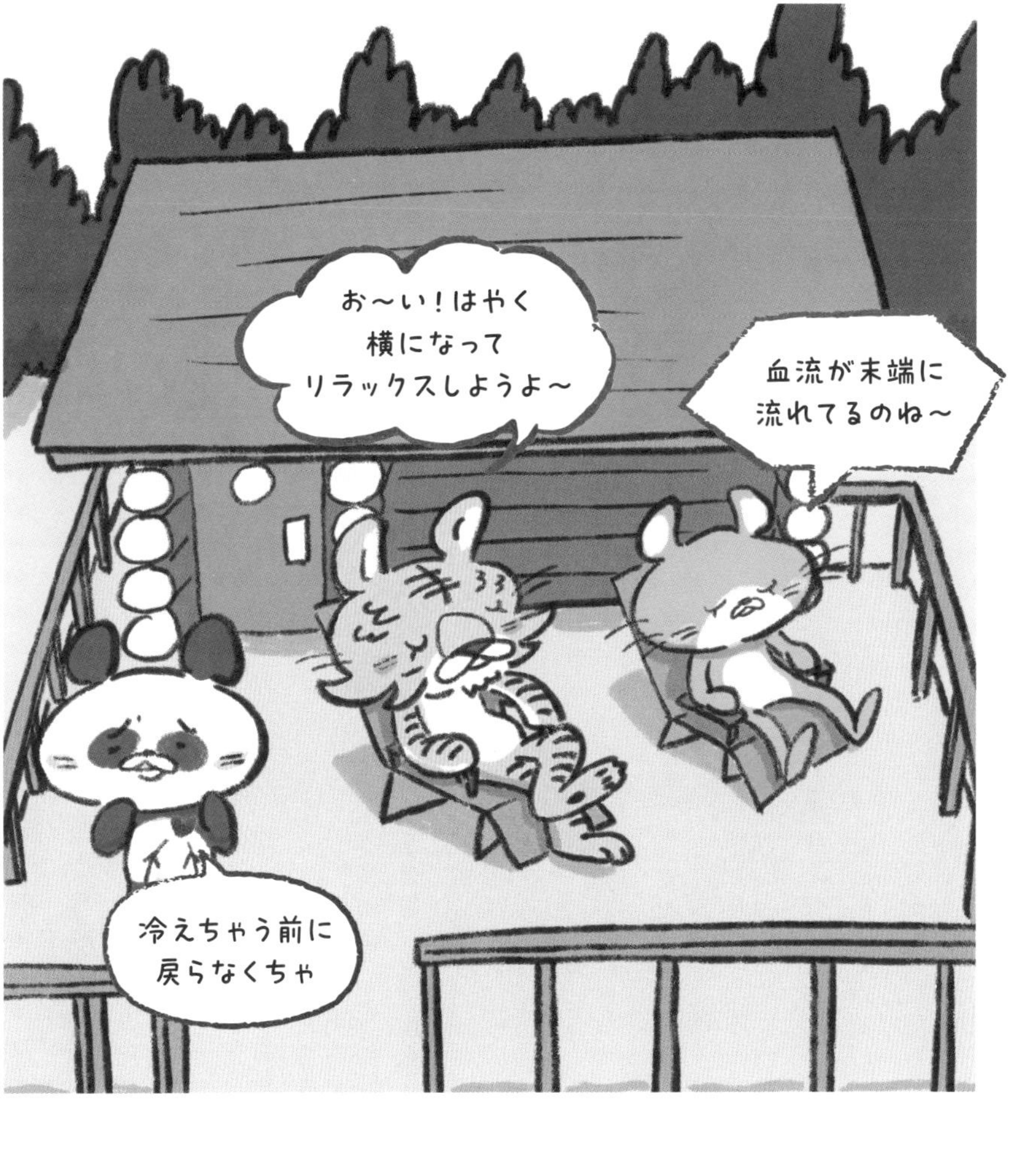
お〜い！はやく
横になって
リラックスしようよ〜
血流が末端に
流れてるのね〜
冷えちゃう前に
戻らなくちゃ

12

［応用編］③ いろいろな温度の水風呂の利用法

不感浴や10度以下の水風呂も

　サウナと外気浴を2回くらい繰り返した後に、水風呂に入ります。最初は数秒だけ浸かってすぐに上がってOK。息を吐きながらだとすんなり入れます。この瞬間的な入り方は汗腺を閉じて、人間魔法瓶のような保温状態になるので、体が冷めにくくなります。

　水風呂にはいろいろな温度のものがあります。32度前後の熱くも冷たくもない不感浴は、水風呂の苦手な人にもおすすめです。不感浴で体を浮かせるように入る浮身浴をすると筋肉の緊張が緩み、究極のリラックス法になります。逆に10度以下のシングルと言われる水風呂は、温度が低いので急激に体温を下げる効果があります。

　水風呂も何分間入るという決まりはありません。自分の体の声を聞いて判断しましょう。

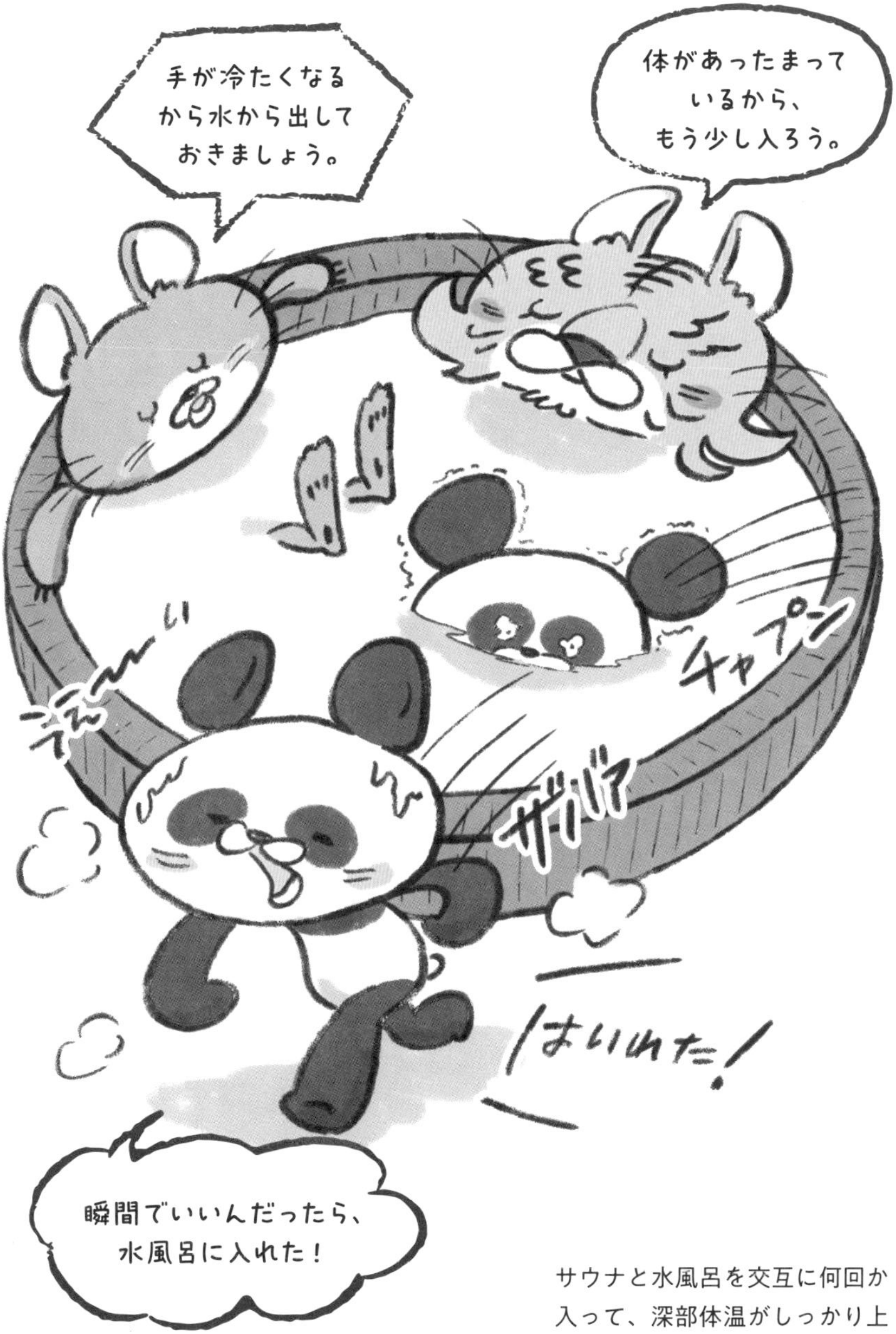
体があったまって
いるから、
もう少し入ろう。
手が冷たくなる
から水から出して
おきましょう。
チャプン
ザバア
はいれた！
瞬間でいいんだったら、
水風呂に入れた！

サウナと水風呂を交互に何回か入って、深部体温がしっかり上がったなと感じたら、少し長めに水風呂に浸かって体を冷ましてあげましょう。

13

体のお悩みはサウナで解決！

体のお悩みは人それぞれ。自分の悩みに合ったサウナの入り方や付き合い方を見ていきましょう。

風邪を引きやすい・病気がちな人が免疫力を高めるために …P80

ゆっくりと深部体温を上げる入り方をします。時間をかけて1日入るつもりでいきましょう。

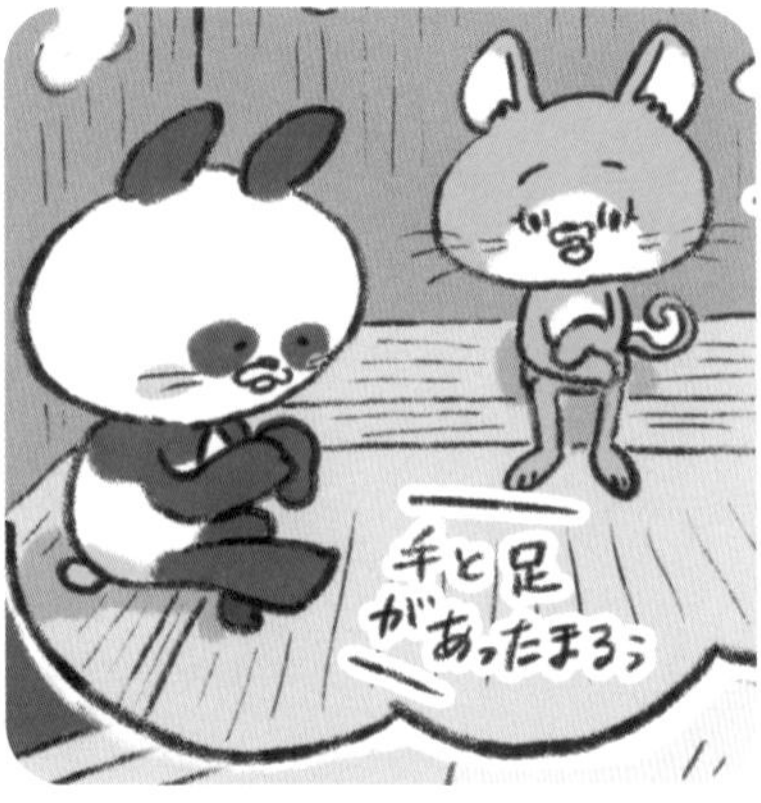

冷え性の人は …P82

横になった状態やあぐらをかいて、足先から温めましょう。

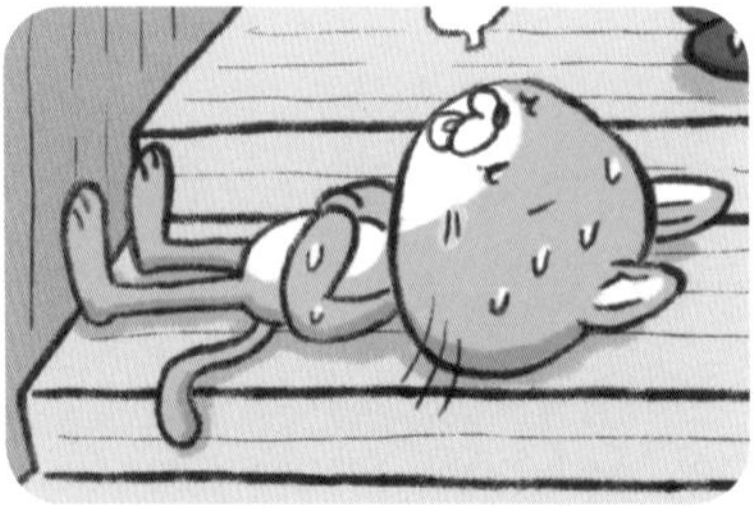

ダイエットしたい人に …P86

水風呂に入る時間を長くすると、脂肪燃焼効果が高まります。

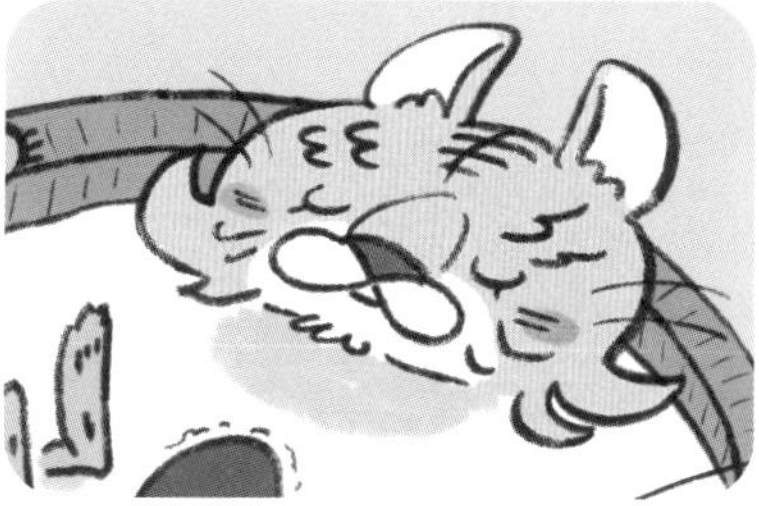

寝付きの悪い・眠りの浅い人は …P84

適度な疲労感を体に与えるために、深部体温をしっかりあげる入り方をしましょう。寝る時間から逆算して、サウナに入る時間を決めて入りましょう。

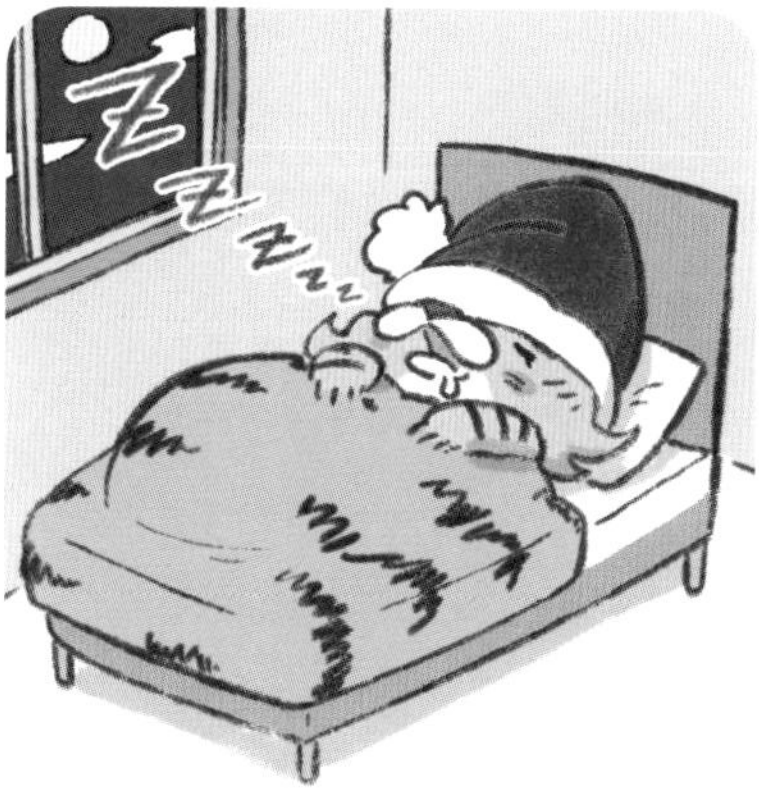

心がもやもやする人は …P90

リラックスできる入り方とリフレッシュできる入り方で解消しましょう。

頭がもやもやする人は …P92

サウナで全体を温めた後、頭から冷やしましょう。

体がだるい人は …P94

温冷浴と蒸気のサウナですっきりしましょう。

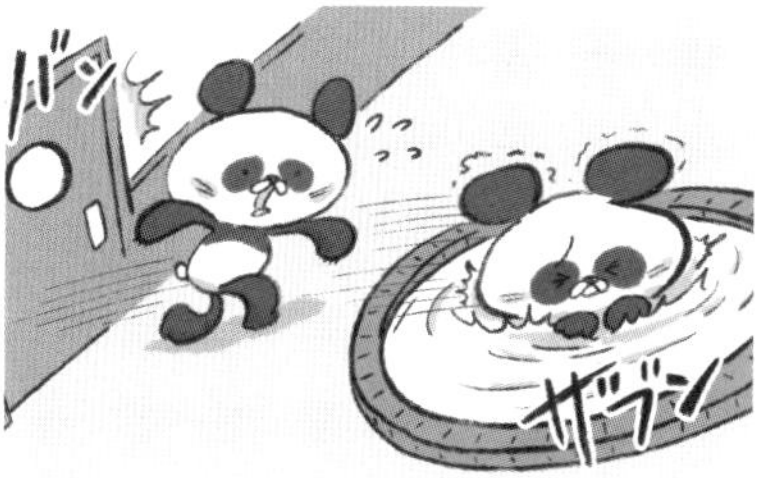

肌をつるつるにしたい人に …P88

湿度が高く、温度も45度くらいのウェットサウナが肌におすすめです。

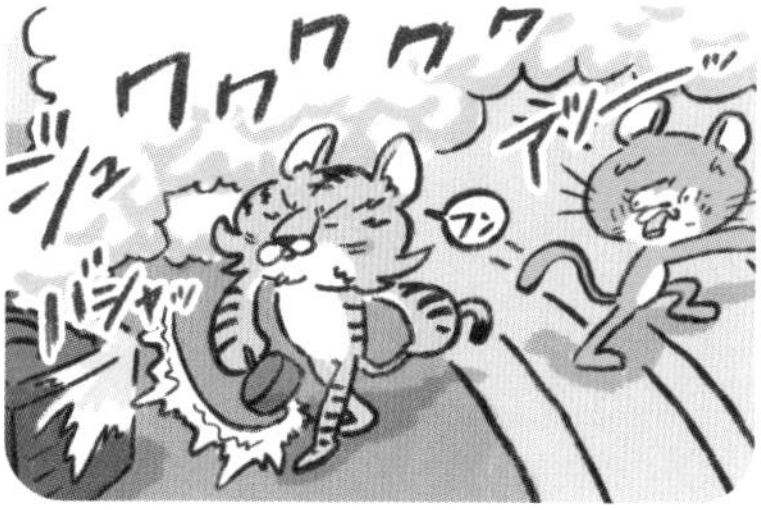

14

目的別サウナの入り方①
深部体温が上がった状態を持続させて「免疫力アップ」

ゆっくり入って免疫力UP

免疫力を高めるためにサウナに入る場合は、体に負担をかけないようにゆっくりと深部体温を上げていく入り方がいいでしょう。

たとえば風邪などを引きやすい病気がちな人は、急に高温のサウナにチャレンジするよりも、まずは無理のない低温のサウナや、サウナの中でも温度が低い位置から入りましょう。そこから徐々に温度を上げていきます。外気浴や水風呂などを交互に行い、サウナの温度は徐々に上げていきます。これを途中で休憩や飲食を挟みながら1日かけて続けましょう。

特に高齢の方は、急激な温度の変化で血圧などが乱れ、体調不良を引き起こすことがあります。サウナでも、水風呂でも少し様子を見ながら入るのがおすすめです。

免疫力アップのための入り方

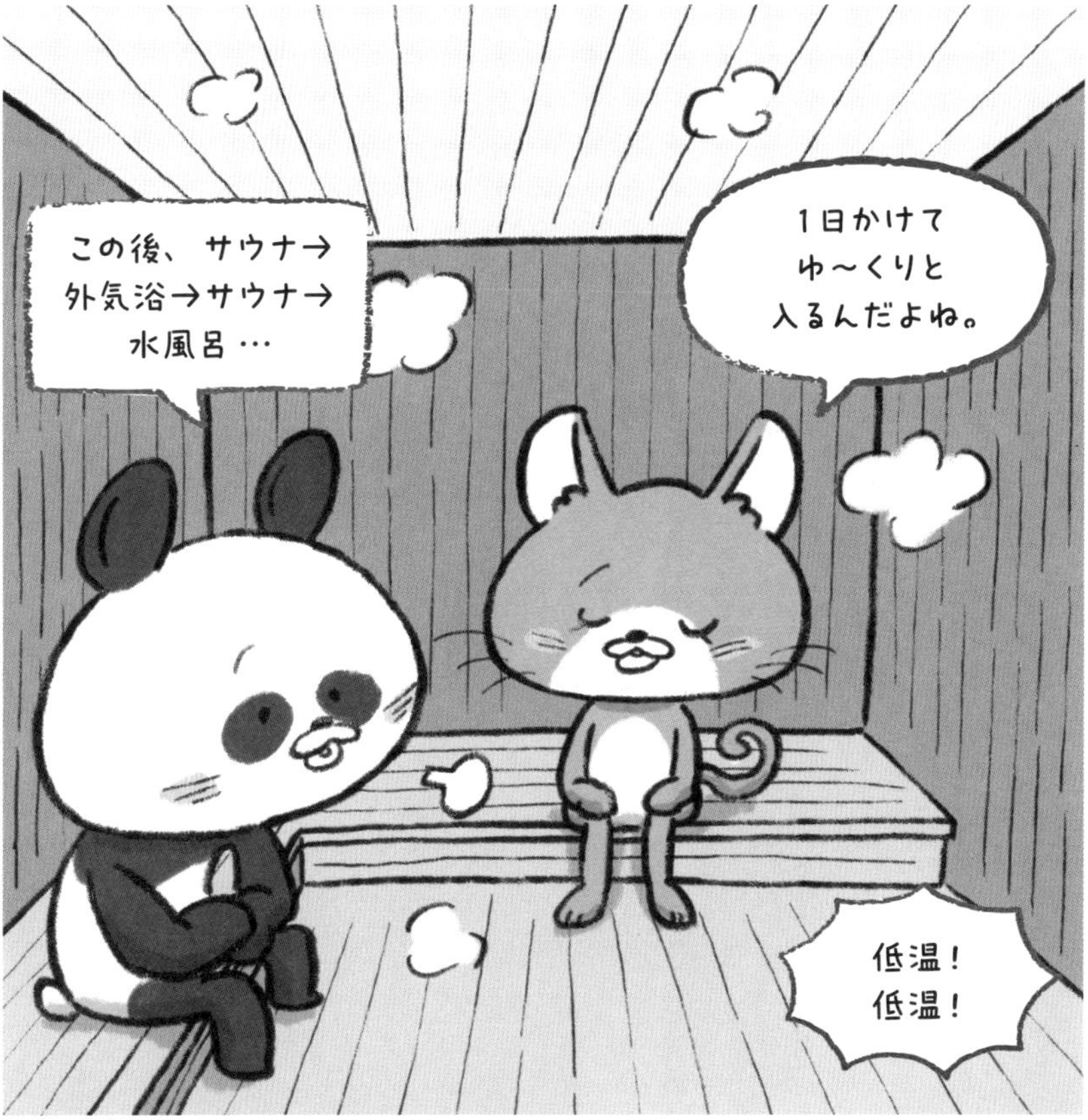
この後、サウナ→
外気浴→サウナ→
水風呂…
1日かけて
ゆ～くりと
入るんだよね。
低温！
低温！

高齢者のサウナは注意が必要

サウナではごくまれにヒートショックで亡くなる人がいますが、その確率は高齢になるほど高くなる傾向があります。だからこそ高齢になるほど、ゆっくりと体を温めていく必要があるんです。

サウナは施設で年齢制限を設けていない限り何歳になっても入れます。フィンランドでは、赤ちゃんからご老人までサウナを楽しんでいます。ただ、高齢になると体力が衰えたり持病が悪化したりするなどのリスクは高まりますので、十分に注意してくださいね。

15

目的別サウナの入り方②
足から温めて「冷え性解消！」

体中に血液がかよってぽかぽかに

冬は特に手足の冷えが心配な人も多いですよね。そのような人にはサウナはぴったりです。

サウナにはできるだけ横になった状態で入りましょう。座っている頭と足先では5～10度近くの温度差がありますが、横になることで、頭まで均一に温めることができるのです。少し足先を上げて、足から温めると良いでしょう。ただし、他のお客様に迷惑にならないように気をつけます。もしお客様が多い場合は、あぐらや体育座りでも良いでしょう。

また水風呂は体より先に足の先や手が冷たくなるので、可能な場合は水中から出しておきましょう。

そして水滴が体についていたらすぐに体を拭くことも大切です。水分が残っていると体が冷えてしまうからです。

冷え性解消のための入り方

① サウナに入って横になる

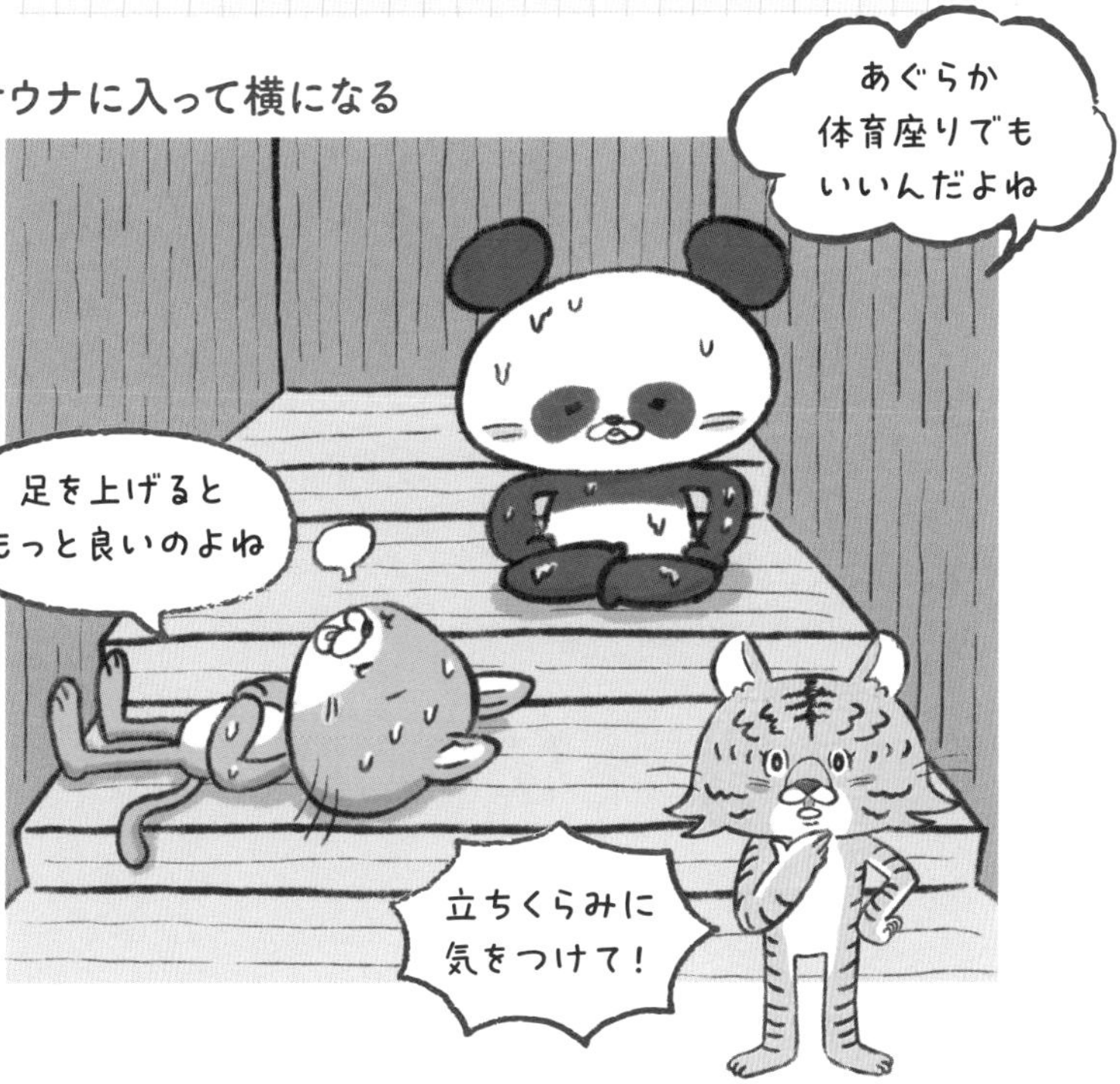
あぐらか
体育座りでも
いいんだよね
足を上げると
もっと良いのよね
立ちくらみに
気をつけて！

② 水風呂では足の先や
手を水から出す

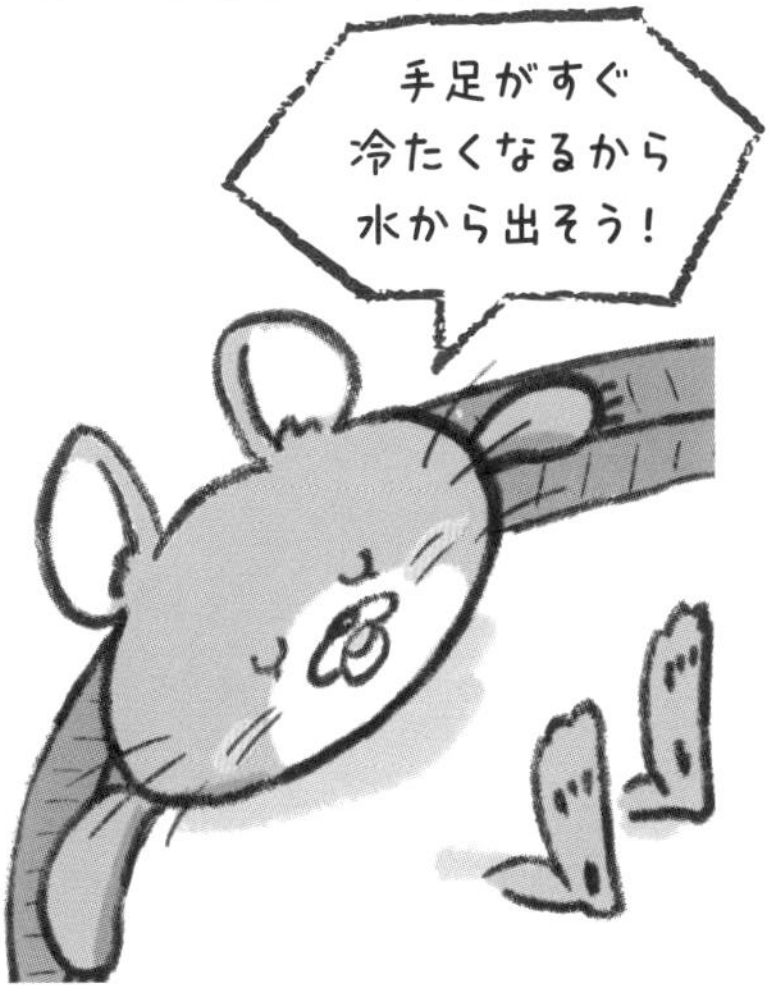
手足がすぐ
冷たくなるから
水から出そう！

③ 体を拭くのも大切

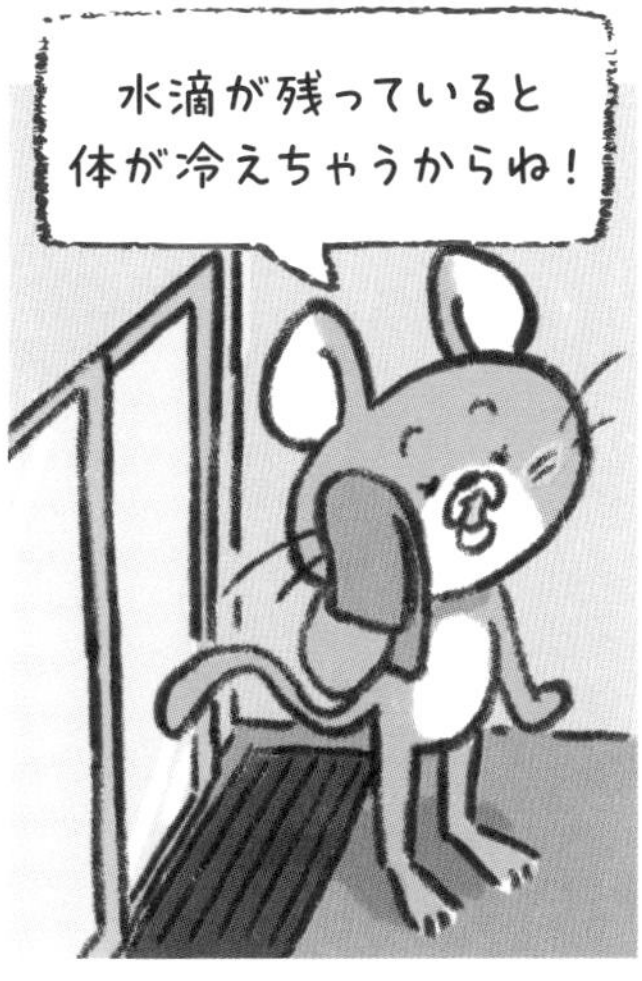
水滴が残っていると
体が冷えちゃうからね！

16

目的別サウナの入り方③
深部体温をじっくりあっためて「上質な睡眠」を

大切なのは適度な疲労感とタイミングをはかること

適度な疲労感があると、眠りにつきやすくなるので、ここでもサウナが活躍します。そのためには深部体温をしっかり上げることが重要です。そんなときは低温のサウナから始めます。その後外気浴→少し高温のサウナ→外気浴→高温サウナ→水風呂を繰り返します。

また寝る時間から逆算して、サウナに入る時間を決めましょう。サウナで温められた深部体温が下がるまでにはおおよそ90分ほどの時間が必要だとされています。これを目安にしてもいいですが、実際には自分の感覚で「汗が引いたな」というタイミングでパジャマに着替えてベッドに入れば、ぐっすりと眠れます。

質の良い眠りのための入り方

① サウナと外気浴・水風呂を繰り返す

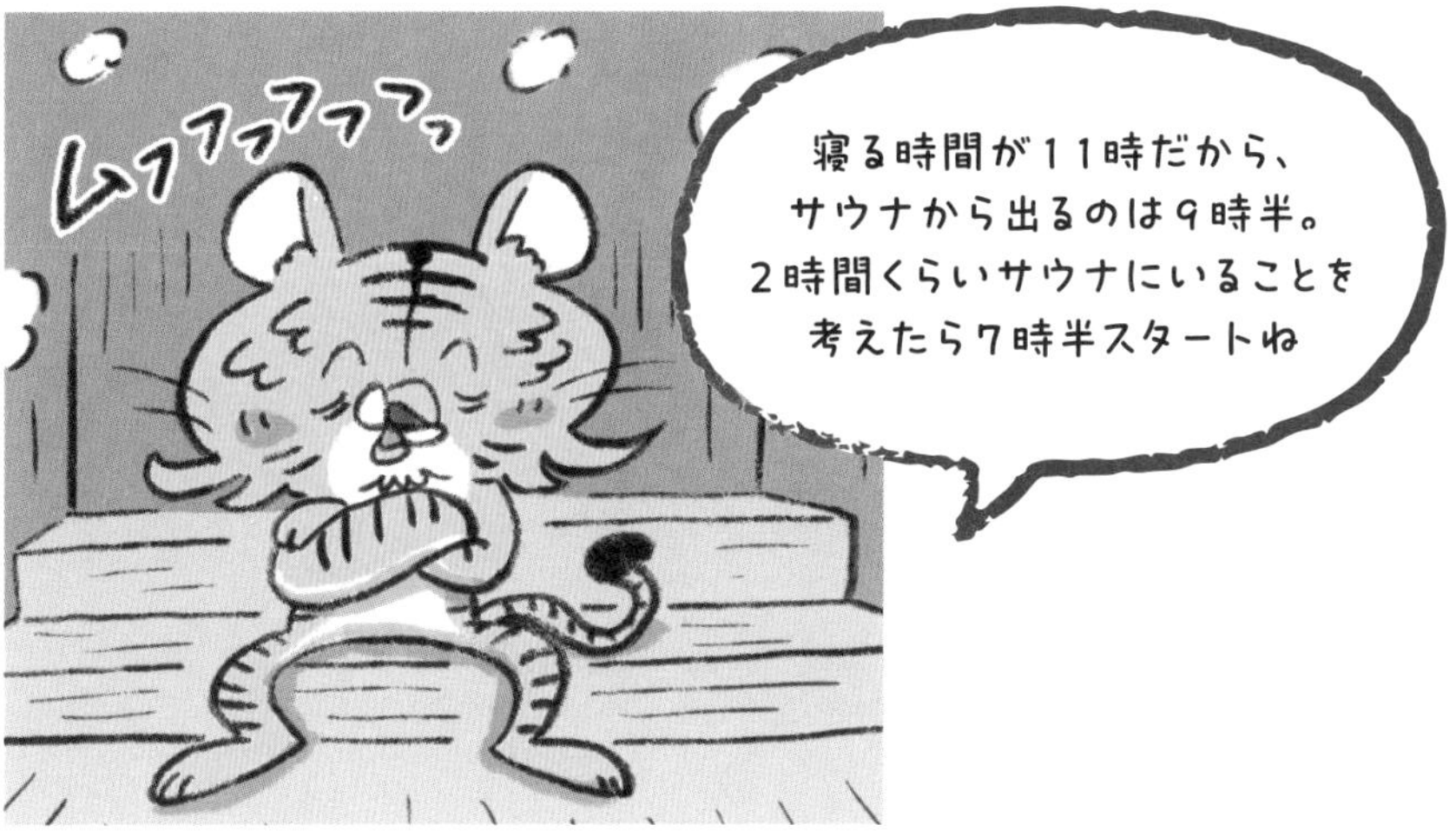
ムフフフフフフフ
寝る時間が11時だから、
サウナから出るのは9時半。
2時間くらいサウナにいることを
考えたら7時半スタートね

② 汗が引いてからパジャマに着替えて寝る

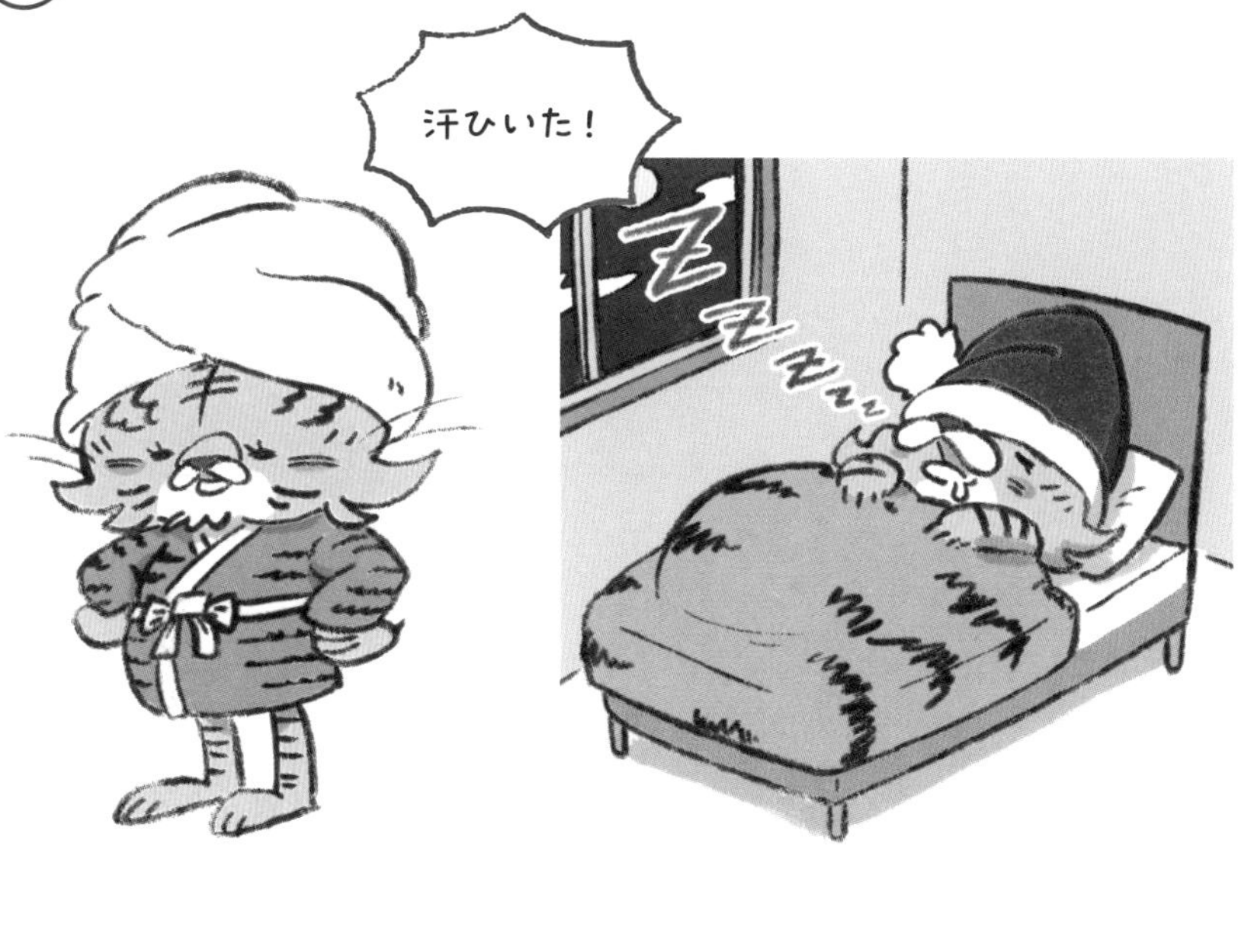
汗ひいた！
Zzzzz

17

目的別サウナの入り方④
水風呂を使って脂肪を燃やせ!!

冷やしてあっためる！ダイエット法

サウナで代謝を高めることで痩せやすい体質に改善することができます。

また脂肪を燃焼する入り方があります。サウナで一度しっかり体を温めた後、体温より低い温度の水風呂に長く入ります。その後、サウナでゆっくり体を温めます。これを何度か繰り返しましょう。

脂肪は体が冷えたときに燃焼されるので、水風呂の温度設定や入る時間が重要になります。加えて、こまめに水分を摂取して入ることで、血液の循環を促しましょう。

※水風呂に長く入りすぎると、低体温症になるリスクが高くなります。十分気をつけましょう。

ダイエットを目的にしたサウナの入り方

① サウナでしっかり温める

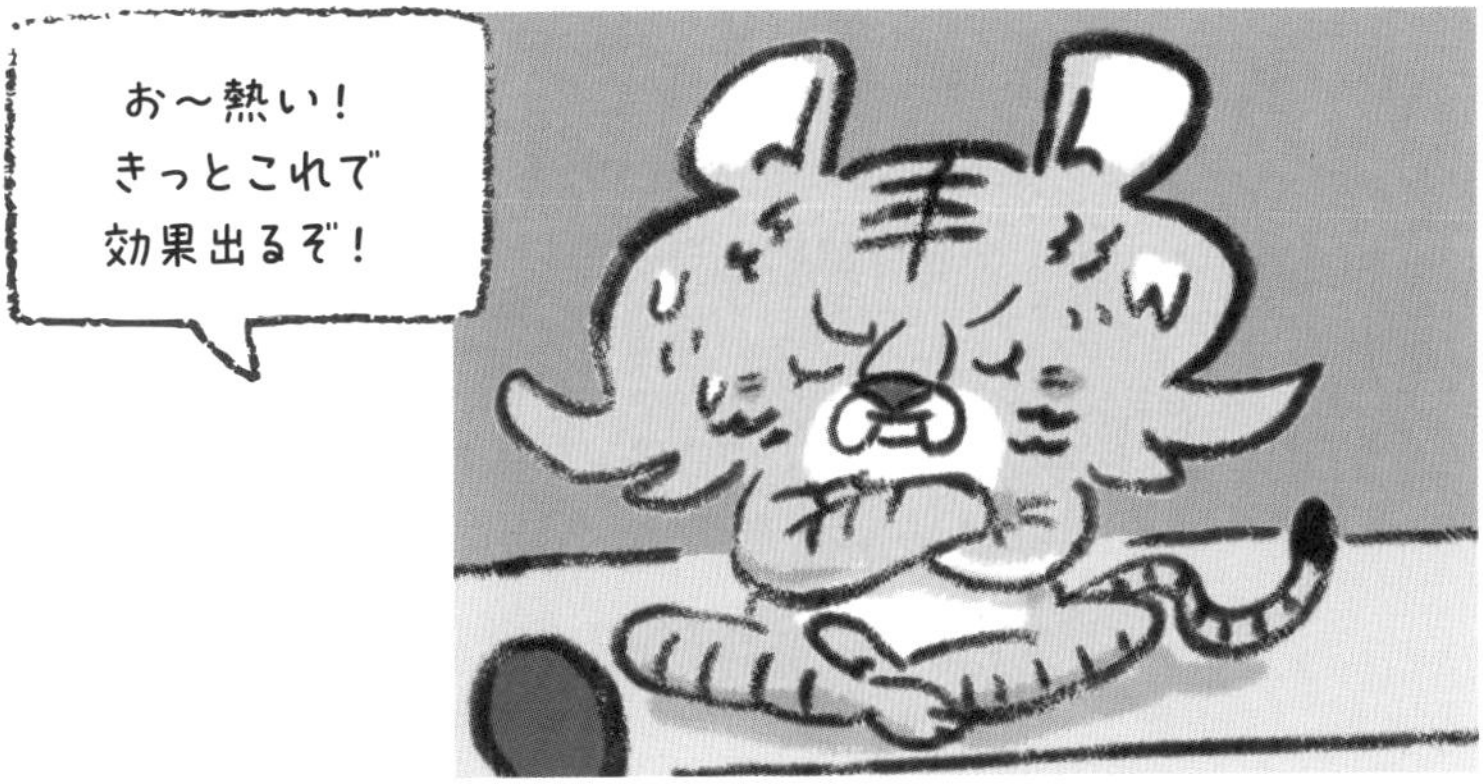
お～熱い！
きっとこれで
効果出るぞ！

これをくりかえす！

② サウナで体を温めた後、
水風呂で冷やす

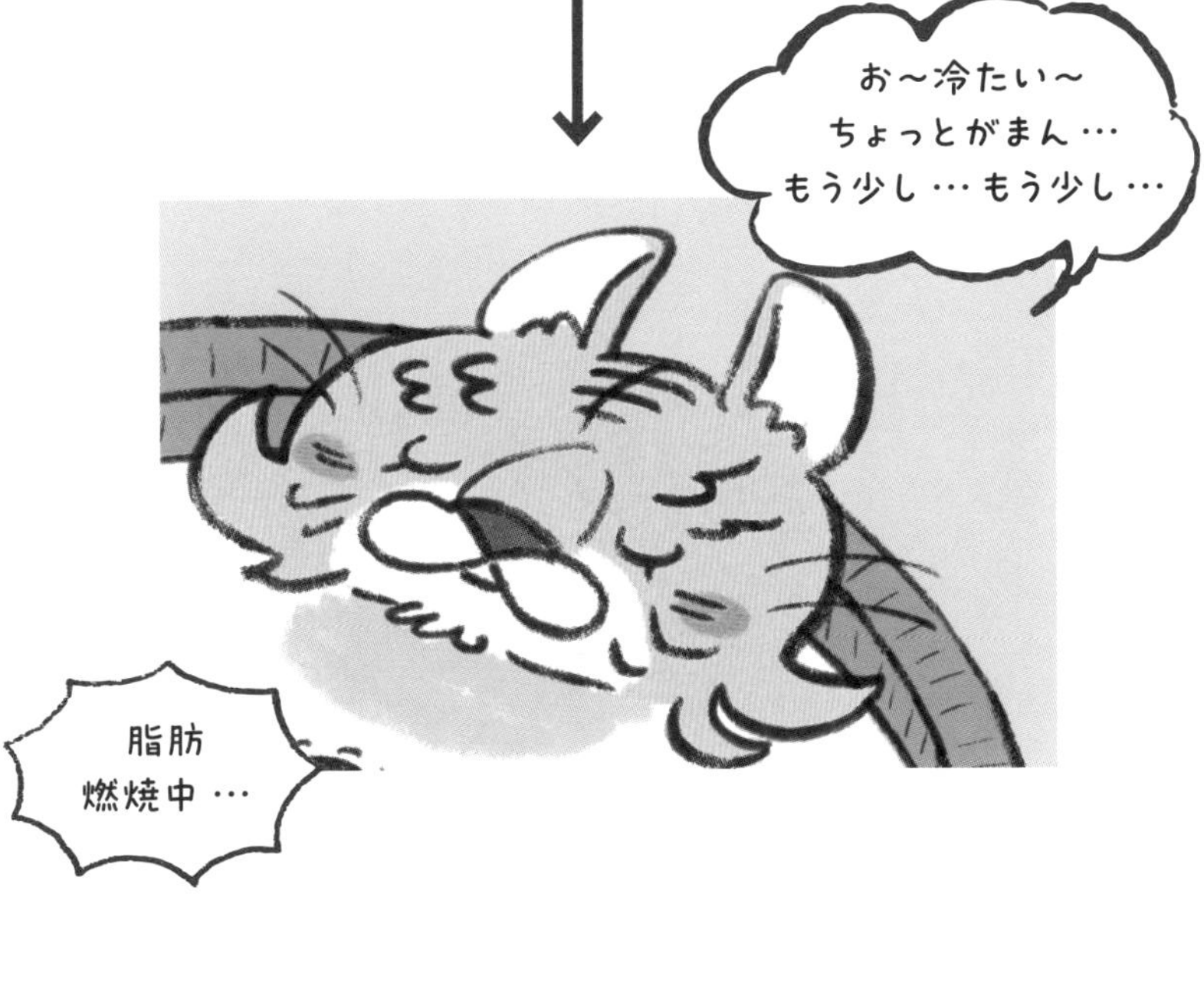
お～冷たい～
ちょっとがまん…
もう少し…もう少し…
脂肪
燃焼中…

18

目的別サウナの入り方⑤ スチームサウナで「つるつる美肌」に

肌のターンオーバーを高めるクナイプ冷水療法

サウナには肌をつるつるに、そしてピカピカにしてくれる効果があります。ここで注意するのは湿度と温度。湿度の低いカピカピのドライサウナより、湿度の高いウェットサウナが肌におすすめです。

温かいウェットサウナの中で、冷水を肌に流し当てるクナイプ療法には肌のターンオーバーを高める効果があります。ドライサウナしかない場合は、濡れたタオルを顔にかける、ロウリュで蒸気を浴びるなどして湿度を上げると良いでしょう。

いずれの場合も、サウナから出た後のスキンケアは忘れないように！

美肌ケアのための入り方

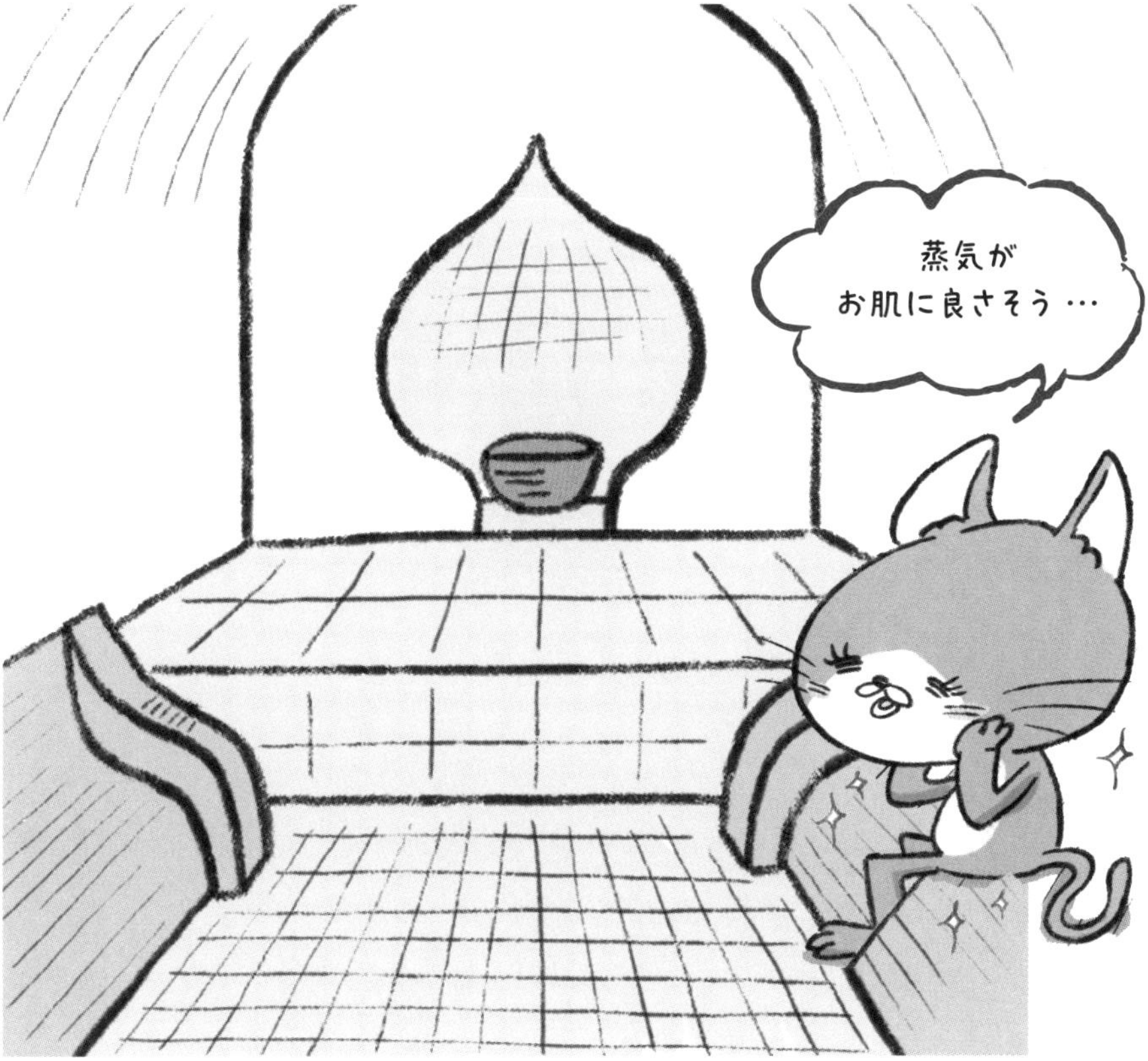

19

目的別サウナの入り方⑥
自分と向き合う＆何も考えない「心のもやもや解消」

低温サウナでじっくり＆温度差をつける

いろいろ考えすぎて結局どうしたらいいかわからない、なんか心が晴れない……こんな気持ちを解消するサウナの入り方もあります。

①リラックスしてもやもや解消
低温のサウナにじっくり時間をかけて入ります。すると心と体がお休みモードのときに働く副交感神経を優位にしながら体を温めるので、汗をかいてきます。自分と体の反応を確認しながら、自分の感情と向きあうことができるので、心をリラックスできます。

②リフレッシュしてもやもや解消
温度差をつけて入ります。高温のサウナから外気浴や水風呂で一気に冷やすを繰り返すと、もやもやがリセットされ、心の負担が減り、リフレッシュにつながります。

心のもやもや解消のための入り方

① リラックスしてもやもや解消（低温のサウナに長時間入る）

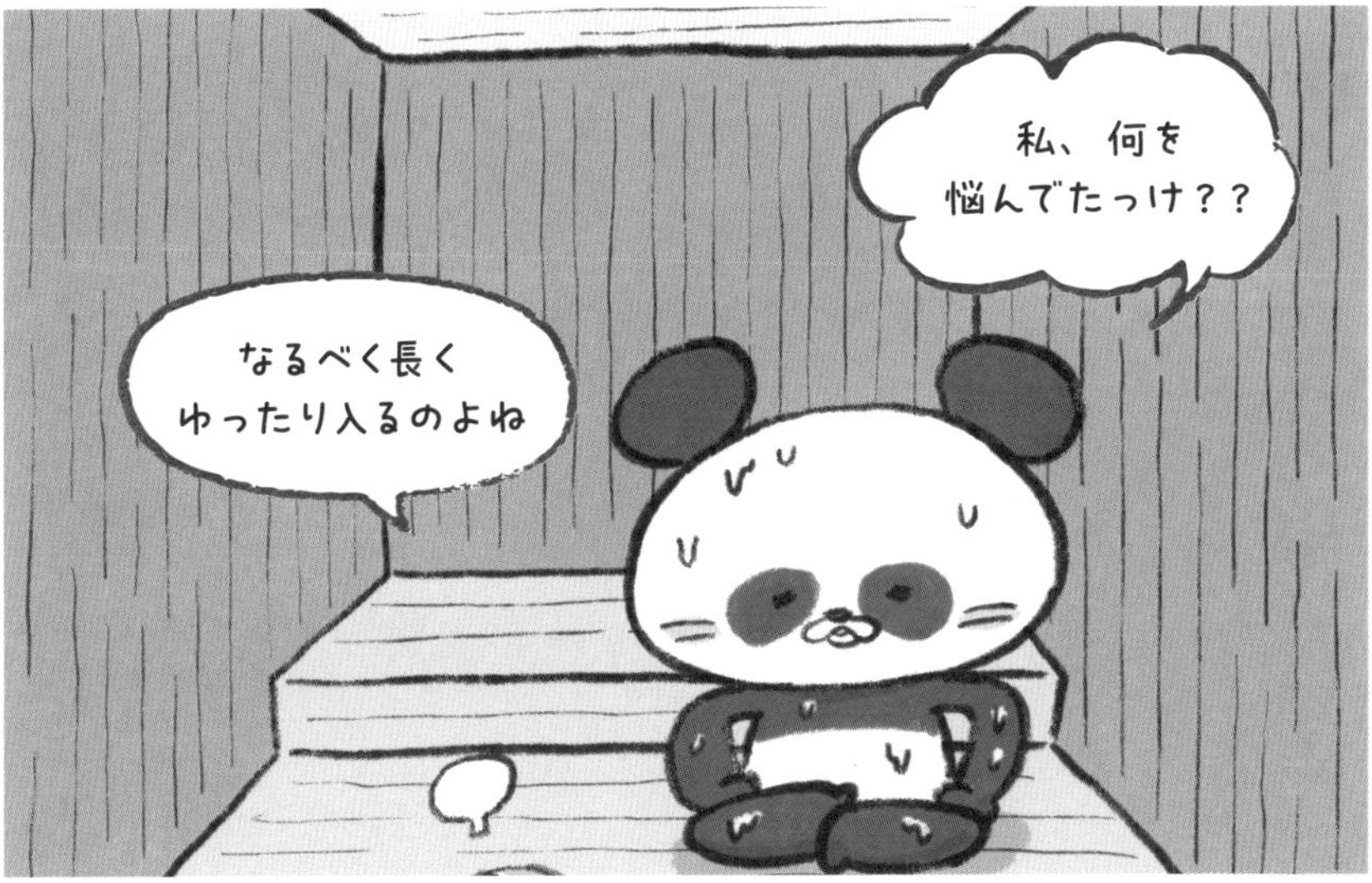
なるべく長く
ゆったり入るのよね
私、何を
悩んでたっけ？？

② リフレッシュしてもやもや解消（高温サウナから一気に冷やす）

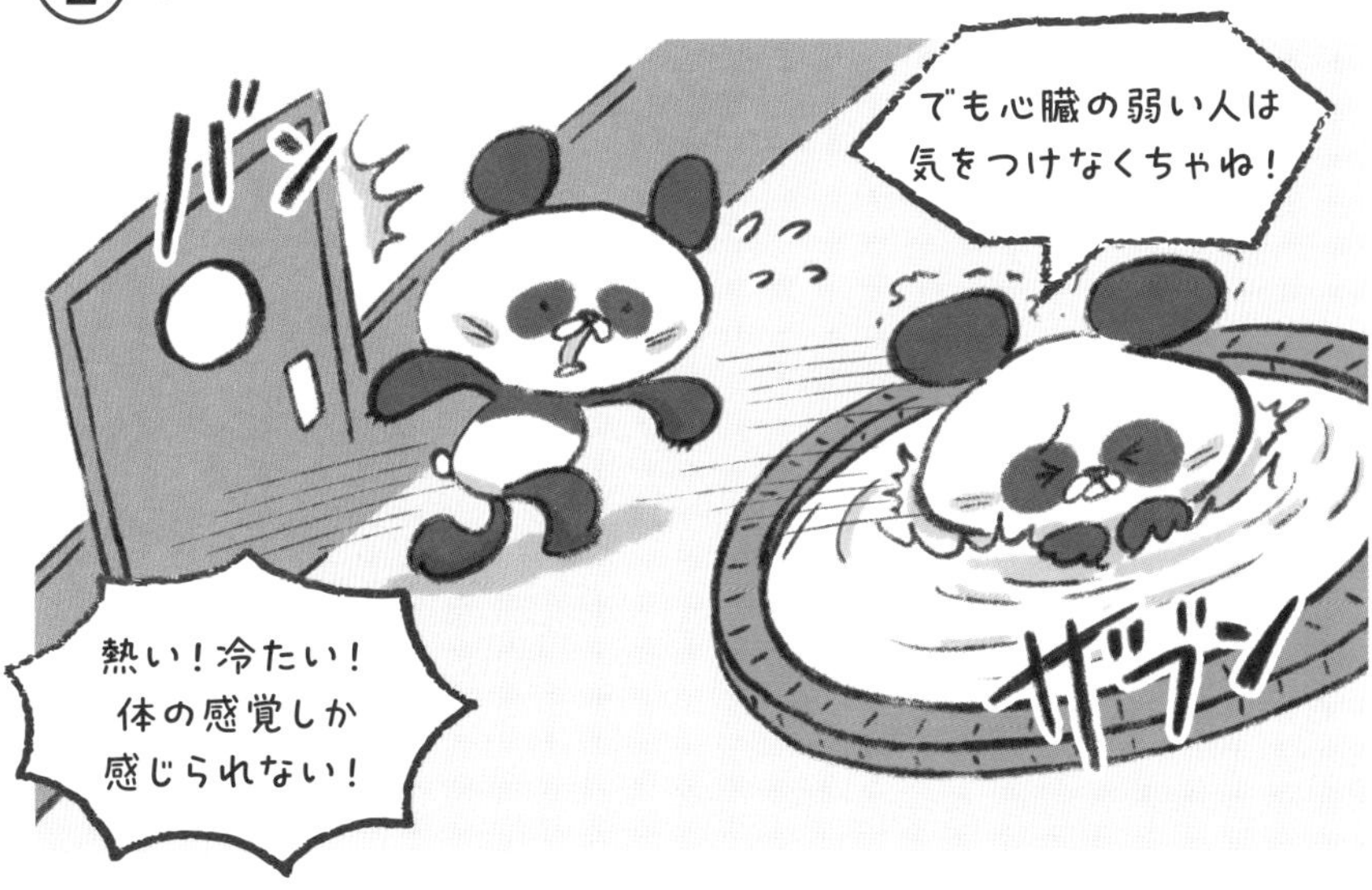
バン
でも心臓の弱い人は
気をつけなくちゃね！
熱い！冷たい！
体の感覚しか
感じられない！
ザブーン

20

目的別サウナの入り方⑦
温めた後、頭から冷やして「頭のもやもや解消」

温と冷、より温度差をつけてシャキッとリセット

サウナに入ると頭の中が「熱い！」という思いでいっぱいになりますが、日々のあれこれを考える余裕がない状態を作れます。

サウナに繰り返し入る間に、少し高台にいったり、ロウリュをしたりして「熱い！」を感じます。大事なのはこの後です。水風呂にもぐったり、冷たいお水を頭からかぶって一気に冷やします。この「温かい」と「冷たい」の温度差をつけることで、頭がしゃきっとして、気持ちがリセットできます。

整理仕切れない情報が雑念としてもやもやしていた状態だったとしても、サウナに入ることですっきりと情報処理され、もやもやが晴れる可能性がありますよ。

頭のもやもや解消のための入り方

① サウナに入って体を温める

② 冷水を頭にかける

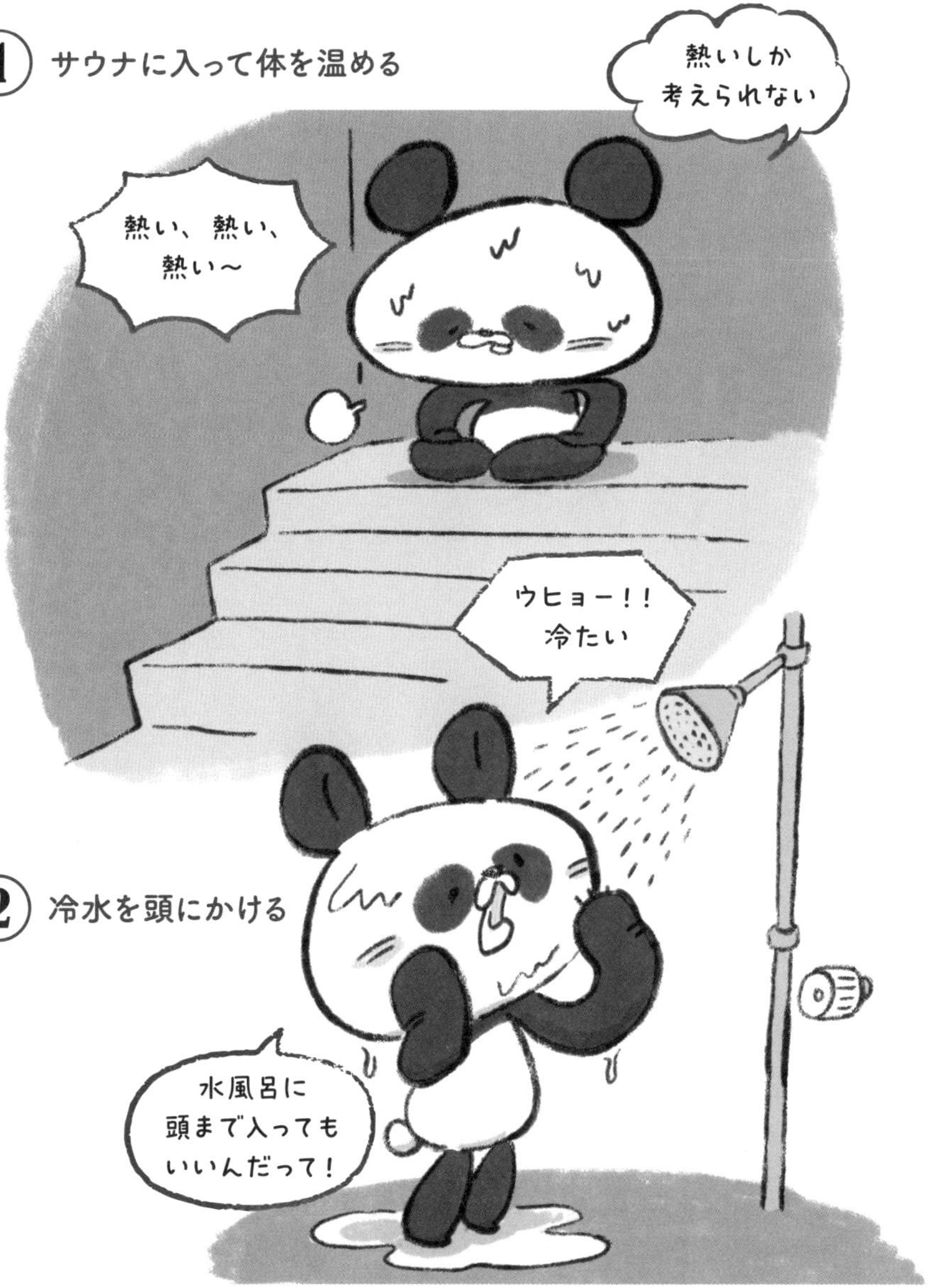
熱いしか
考えられない
熱い、熱い、
熱い〜
ウヒョー!!
冷たい
水風呂に
頭まで入っても
いいんだって!

21

目的別サウナの入り方⑧ アウフグースの熱波で「体のだるさを解消」

熱波を浴びて体をすっきり！

体がだるいなと感じたときのサウナは、熱波を浴びるアウフグースがおすすめです。

アウフグースは、熱せられたサウナストーンに水や香りのついたアロマ水をかけて蒸気を発生させるロウリュの後に、その発生した蒸気をタオルなどであおいで熱風を送ること。体感温度が一気に上がり、直接熱風を浴びることで発汗が促されます。その後、外気浴や冷水浴を行うことで、心地よい爽快感を得ることができ、体のだるさも解消できるのです。ちなみにロウリュはサウナ室内の湿度と体感温度を上げる楽しみ方で、乾燥したドライサウナでは、ロウリュを行うことで息苦しさや肌のピリピリ感を抑えることができます。

体のだるさを解消するための入り方

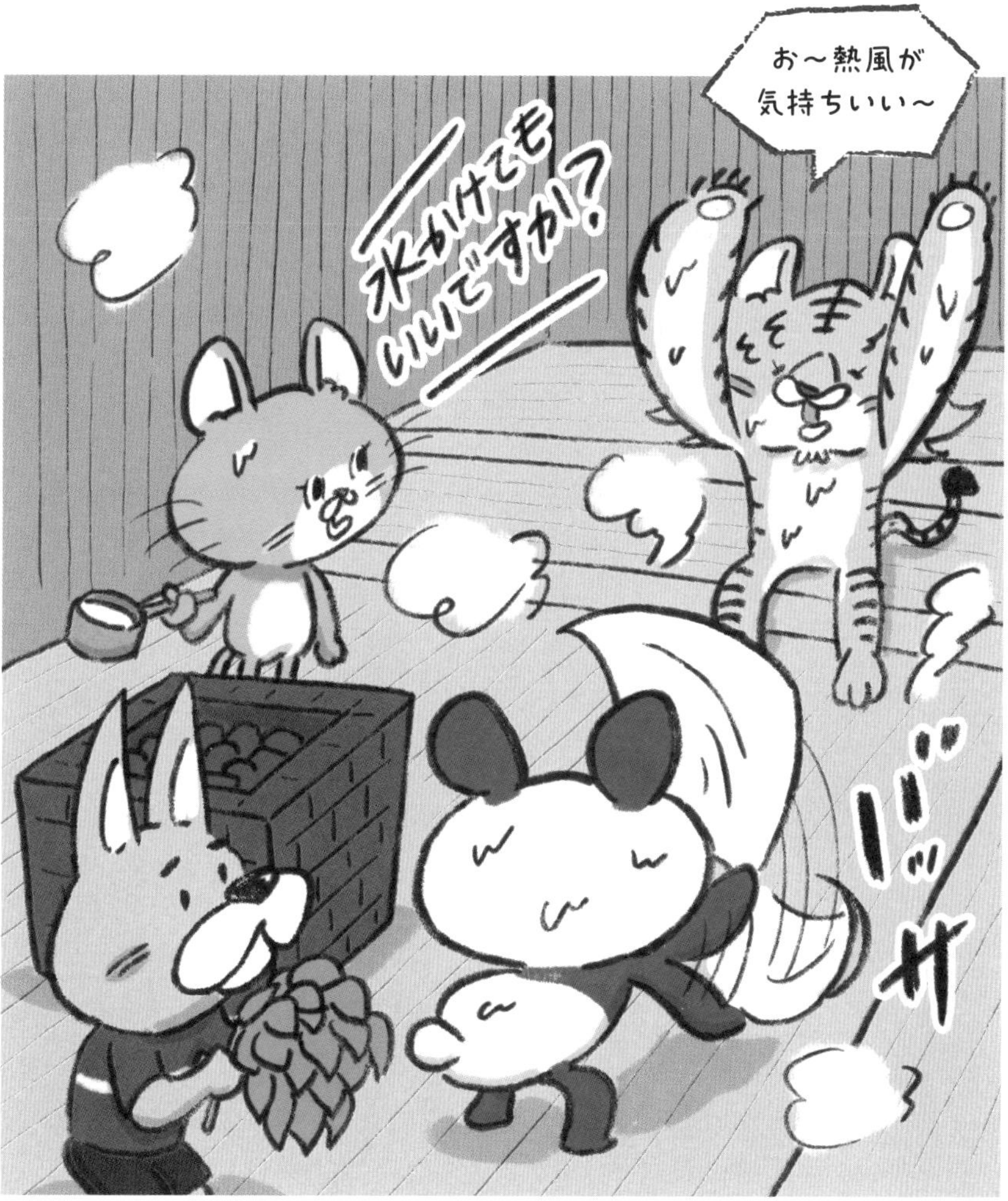
お～熱風が
気持ちいい～
水かけても
いいですか!?
バ
ッ
サ

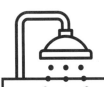

Column 3

サウナは美のスパイラル

私たちの体はさまざまな成分が循環することで成り立っています。ちょうど自然環境の循環の縮図のようなものですね。だから自然も体もどこかに滞りがあると全体のバランスが崩れてしまいます。

つまり、自然も私たちの体も、滞りなく循環させることで、健康や美しさが保たれるということになります。そもそも、私たちの体も自然の一部だと考えれば、循環することの大切さは納得しやすいですよね。

サウナは、私たちの体の循環をスムーズにします。血流を良くすることで体内に取り入れた栄養素や水分を体の隅々にまで巡らせて、老廃物を回収します。また、サウナに入ることで無心になったり開放感に浸ったりできます。あるいは爽快感を持つことで、心のもやもやした滞りを解消してくれます。

つまりサウナとは、体と心の循環を整えるためのメソッドなんですね。

Chapter4

サウナを楽しもう（Level1）

01

森林浴・月光浴……自然との一体感を楽しむサウナのメソッド

サウナ浴と自然の浴を組み合わせてフラットな自分を楽しむ

サウナは都会のビルや温泉施設の一部にあるだけではありません。最近は木々に囲まれて森林浴ができるサウナや、日光浴や月光浴もできるサウナなどがあります。いずれも最高のロケーションの中で自然との一体感を楽しめるものです。

本来人間も自然の一部です。だから自然の中にある「浴」をサウナ浴と組みあわせることで無限に楽しみ方が広がります。自然と人間を一体化させ、ナチュラルかつフラットな自分を感じて楽しみましょう。

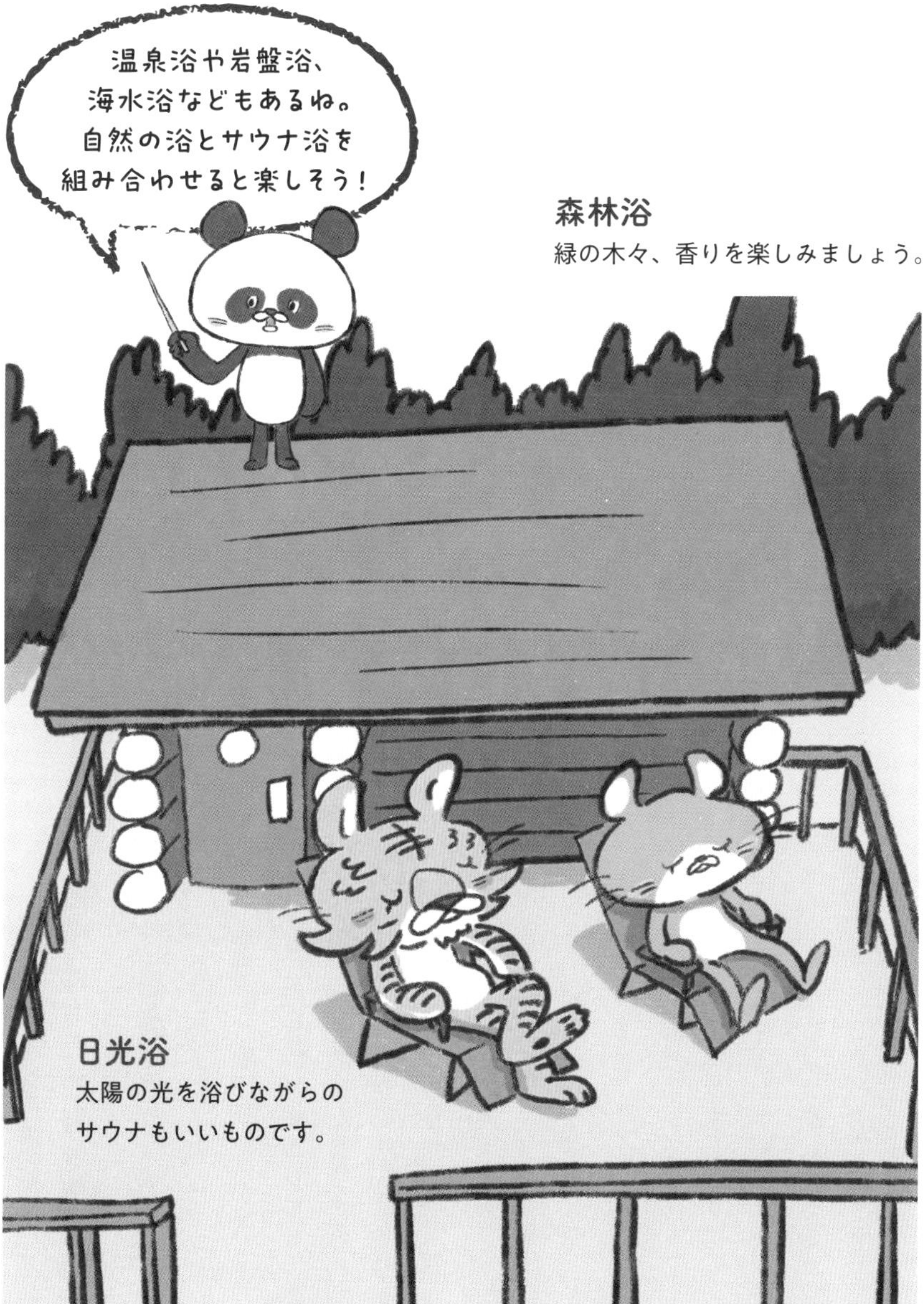
温泉浴や岩盤浴、
海水浴などもあるね。
自然の浴とサウナ浴を
組み合わせると楽しそう！

森林浴

緑の木々、香りを楽しみましょう。

日光浴

太陽の光を浴びながらの
サウナもいいものです。

焚き火浴

焚き火を見ながらの
サウナです。

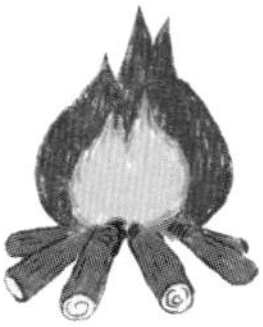

月光浴

月の光を浴びながら
入るサウナです。

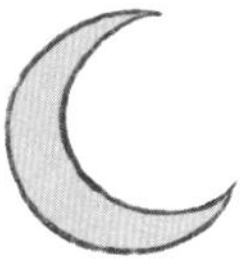

02

五感で楽しむサウナ①
「視覚」も「嗅覚」も楽しむサウナ

絶景を見ながら、アロマの香りを楽しみながら

視覚的に楽しむことでもっとも贅沢なのは、大自然の景観を楽しみながら入れるサウナ。海や山、田園地帯などの雄大な景色が広がると、開放感に浸ることができます。夜の外気浴では、都会でも星が見えたり、夜景が見えたりするのでこれも魅力のひとつです。また目を閉じ、視覚からの情報をシャットアウトして、脳を休める絶好の機会だととらえるのもありです。

嗅覚でも楽しめるサウナがあります。施設によっては、ミストサウナやテルマリウム、スチームサウナなどで、アロマの清涼感のある香りを楽しめるように工夫していたり、ロウリュで使う水に香りをつけて蒸気が発生する度に香りを楽しめるようにしたりしているところもあります。

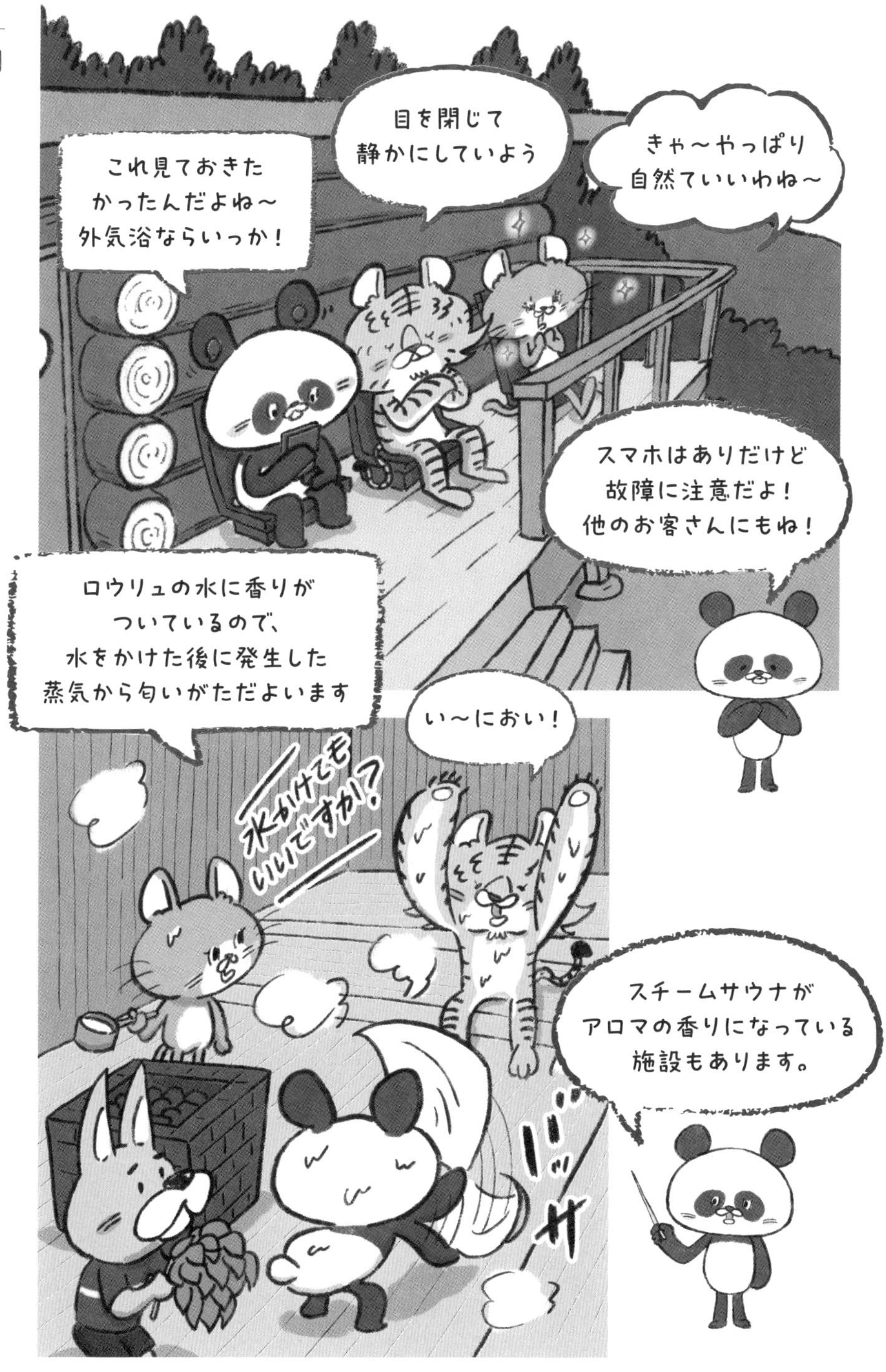
これ見ておきたかったんだよね～外気浴ならいっか！
目を閉じて静かにしていよう
きゃ～やっぱり自然ていいわね～
スマホはありだけど故障に注意だよ！他のお客さんにもね！
ロウリュの水に香りがついているので、水をかけた後に発生した蒸気から匂いがただよいます
い～におい！
水かけてもいいですか!?
バッサ
スチームサウナがアロマの香りになっている施設もあります。

03

五感で楽しむサウナ②
「聴覚」
音で楽しむサウナ

基本は自分が心地良いと思う音を聞く

音でサウナを楽しむこともできます。たとえば木々のざわめきや川のせせらぎ、鳥のさえずりや虫の鳴き声などを聞きながら入れるサウナがあります。

また、人の心を癒すと言われるソルフェジオ周波数を取り入れたヒーリングミュージックなどを流しているサウナも、脳がリラックスできるのでおすすめです。

音楽は人により好みがありますから、このジャンルが良いということはありません。クラシックが落ち着く人もいれば、ジャズが心地よい人もいます。ポップスやロックが好きであれば、それを聞くのもＯＫです。

サウナによっては本格的なスピーカーが備わっていて音楽を楽しめるところもあります。

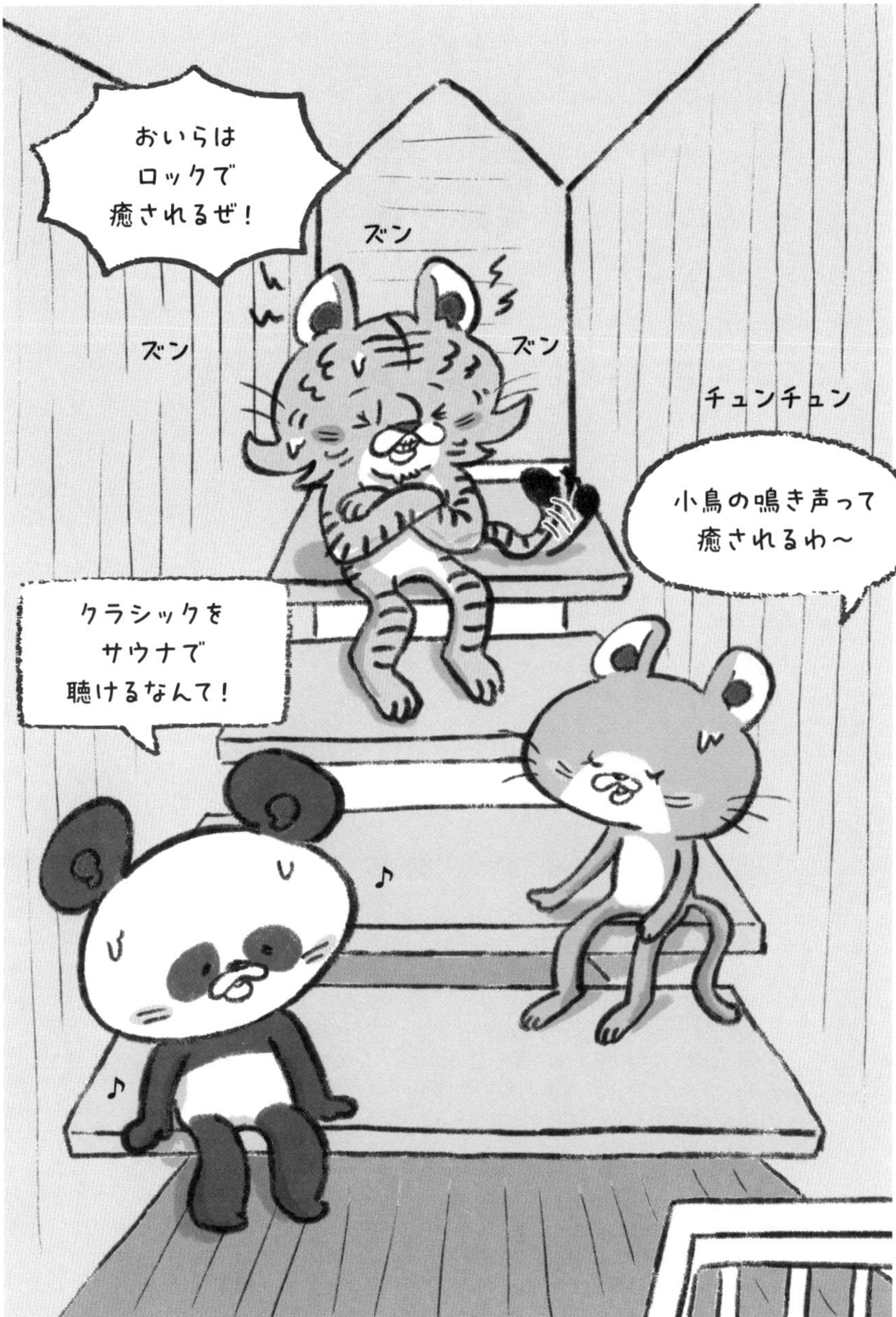
おいらは
ロックで
癒されるぜ！
ズン
ズン
ズン
チュンチュン
小鳥の鳴き声って
癒されるわ〜
クラシックを
サウナで
聴けるなんて！
♪
♪

04

五感で楽しむサウナ③
「触覚」
熱さも冷たさもフル稼働

湿度・温度・蒸気・熱風…刺激の多いサウナ

　サウナで最も刺激を受けている体の感覚は「触覚」です。いわゆる肌感覚ですね。たとえばサウナに入っている最中であれば、肌は湿度や温度を感じます。他にもロウリュから発せられる蒸気やアウフグースで浴びせられる熱風などを感じるのは触覚。触覚はフル稼働しているのです。

　また、外気浴であれば涼やかな空気に触れますし、水風呂であれば水の冷たさや羽衣をまとえたときの不思議な皮膚感覚も触覚です。

　このように、サウナでは触覚がさまざまな刺激を受けているのですが、実はあまり意識していない人も多いようです。触覚に意識を向けて、サウナを楽しんでみましょう。

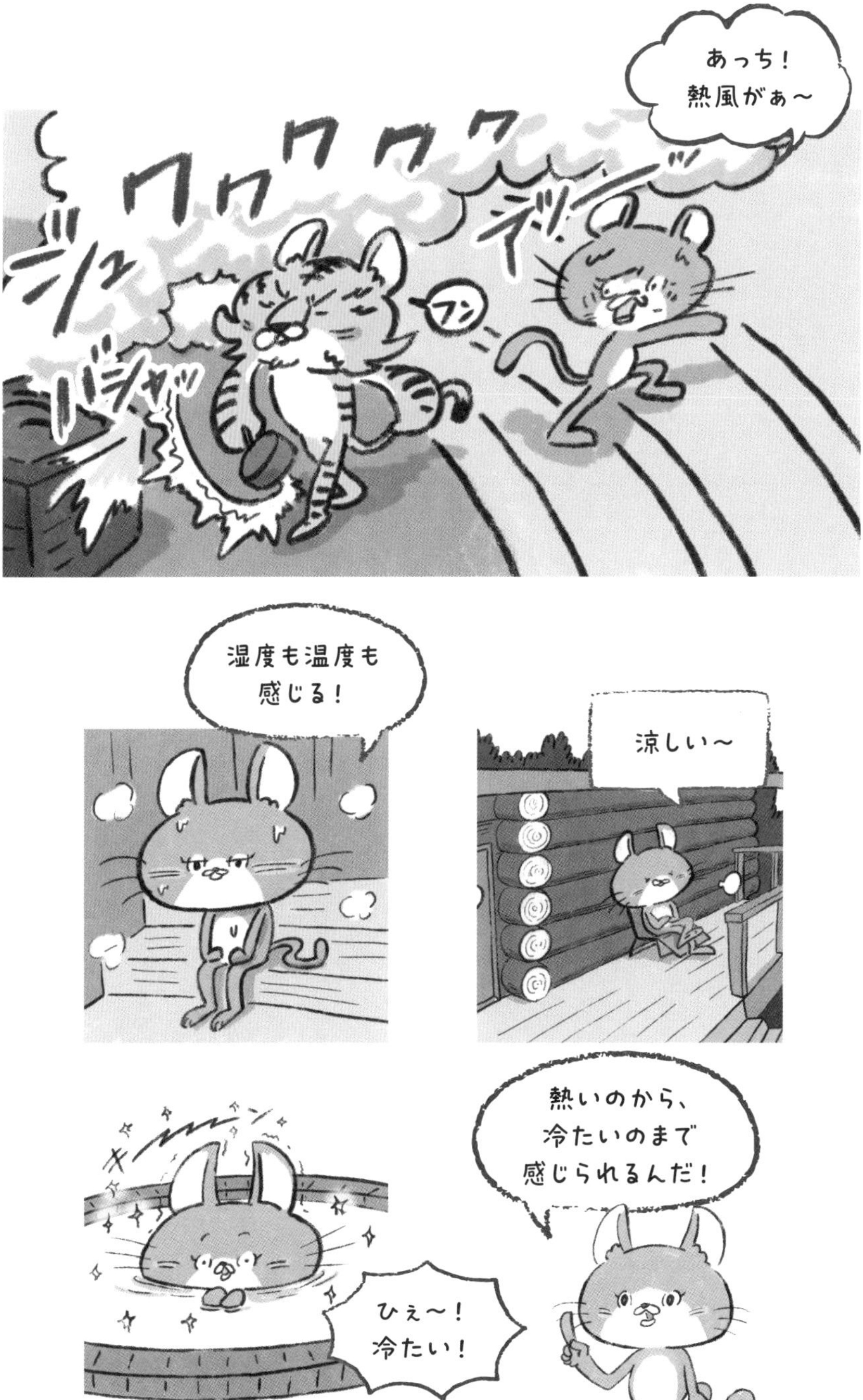
あっち！
熱風がぁ～
ジュワワワワ
バシャ
フン
湿度も温度も
感じる！
涼しい～
ひぇ～！
冷たい！
熱いのから、
冷たいのまで
感じられるんだ！

05

五感で楽しむサウナ④「味覚」サウナでの飲食OK！

胃の負担が少ないものを選んで食べる

サウナ後のビールは格別です。冷えた麦茶もおいしいですし、水だっておいしく飲めます。スチームサウナの中や水風呂で、シャンパンを飲むことも、施設によってはありです。とても贅沢な気分になります。また、数時間にわたってコースでサウナに入る場合、途中で食事をしてもいいでしょう。

ただ、サウナに入っているときは全身に血液が巡っているため、消化器官に血液が集まりにくくなっています。サウナの途中や後の食事は、胃への負担の少ない消化しやすいものがおすすめです。ところてんなどが人気ですし、ミネラルや糖質の補給にナッツ類もおすすめです。

※アルコール以外の水分補給はこまめに行ってください。

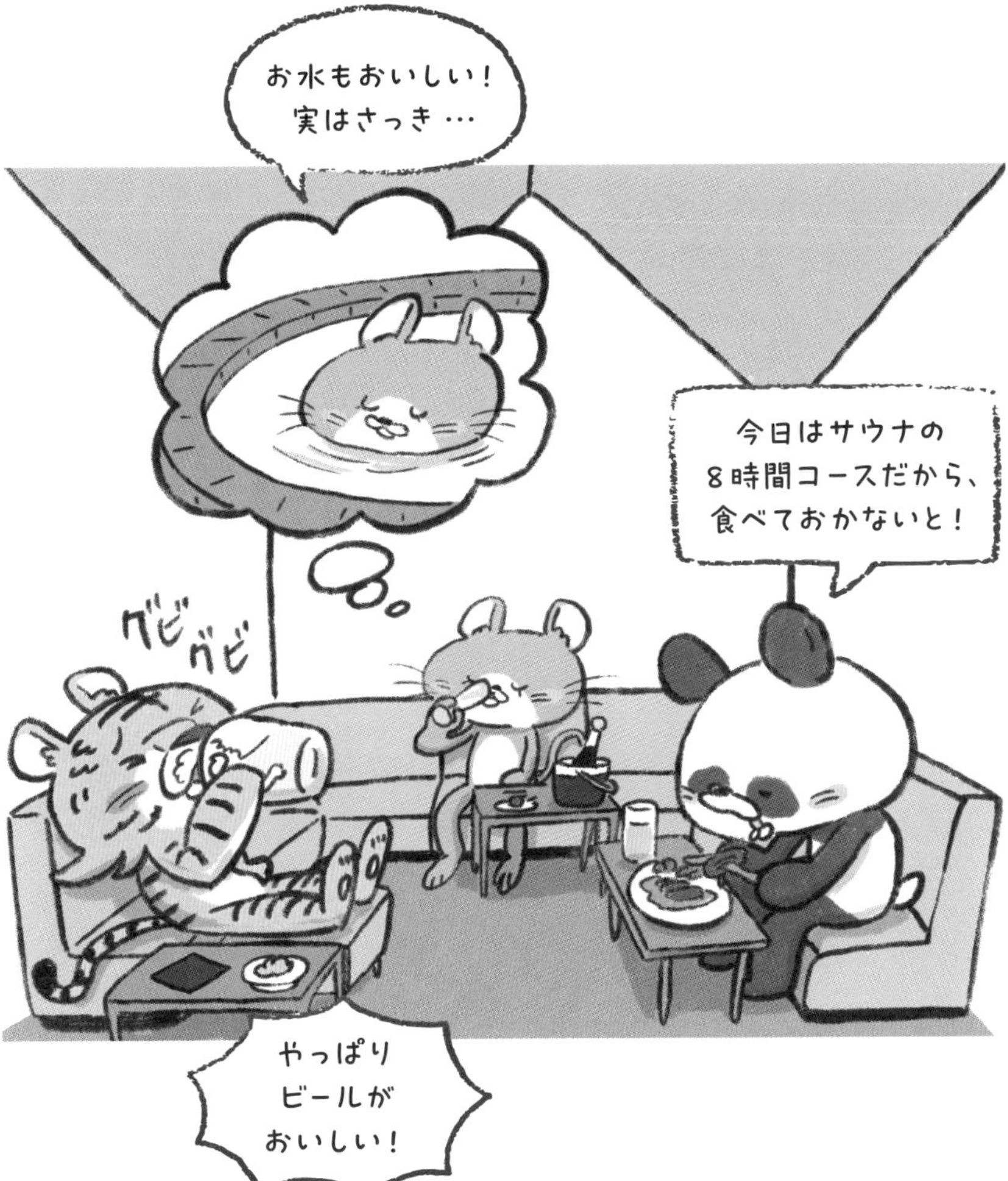
お水もおいしい！
実はさっき…
今日はサウナの
8時間コースだから、
食べておかないと！
グビグビ
やっぱり
ビールが
おいしい！

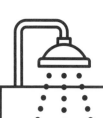

Column 4

「ととのう」サウナも楽しみ方のひとつ

よく言われるサウナブームは、2016年頃から始まっているようです。2021年にはサウナ愛好家が好んで使う「ととのう」が「現代用語の基礎知識選 2021ユーキャン新語・流行語大賞」にノミネートされて注目されました。「ととのう」が流行語になったのは、それまであまり知られていなかったサウナの入り方、つまりサウナと水風呂、外気浴の3つのツールを使うことで爽快感を得られることが知られるようになったからだと考えられます。そのため、それまではサウナしかなかった施設にも、水風呂や外気浴用のスペースが整備されるようになってきました。

サウナのブームは一時的なものではなく今後も続きそうです。フランス料理やイタリア料理を知らなかった日本人が、ナイフとフォークの使い方を知って、そのおいしさを知ってしまい、もはやこれらの料理がない日本など考えられない状態になったことに似ていると思います。

サウナは自由に楽しむものです。だから「ととのう」サウナの入り方もそのひとつとして楽しみましょう。

Chapter5

サウナを楽しもう（Level 2）

01

世代・地位も関係ない！サウナで楽しむコミュニケーション

地位も名誉もない？サウナでは誰でも仲間同士！

サウナの本場フィンランドでは「サウナ外交」という言葉があるほど、サウナは社交の場でもあります。日本でも「裸のつき合い」という言葉がありますよね。この「裸」というのは、服を着ていないことを示しているだけでなく、肩書きなどの社会的な地位を表す物を身につけていないことを示します。

サウナに入ったら、上下関係や外での立場を忘れ、非日常体験を一緒に楽しむ仲間として接するとよいでしょう。気さくに話をしていた男性が、実は大企業の役員だった、なんてこともよくあります。

ただ、施設によっては黙浴をルールにしている場合があります。また、サウナに入っているときは一人で瞑想していたい、という人もいますので、やたらめったらと話しかけないように注意しましょう。

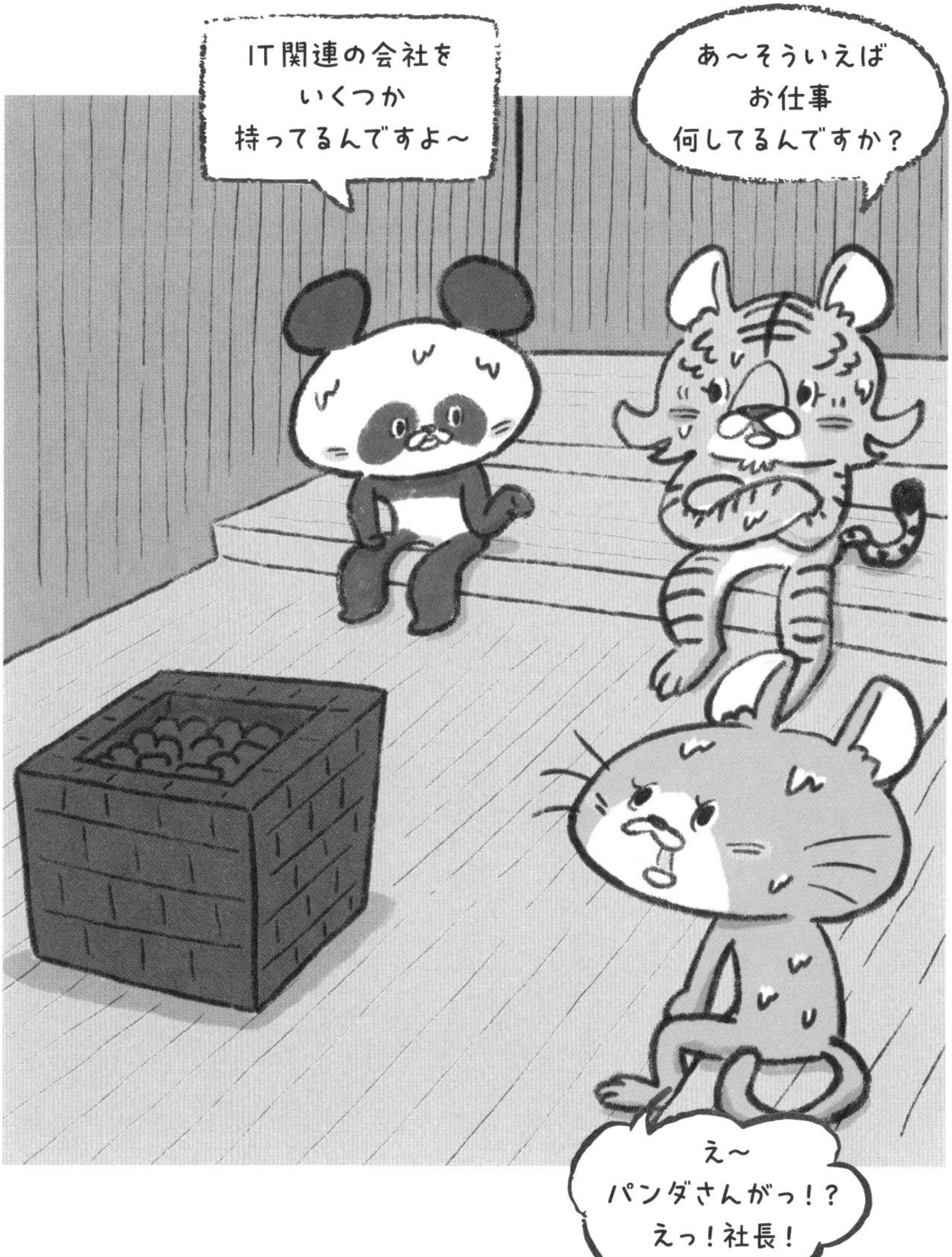
IT関連の会社を
いくつか
持ってるんですよ～
あ～そういえば
お仕事
何してるんですか？
え～
パンダさんがっ！？
えっ！社長！

02

温度・湿度・輻射熱《ふくしゃねつ》・デザイン……いろいろなサウナを楽しもう

目的に合わせて選べるサウナ

サウナは、日本よりフィンランドやドイツなどヨーロッパの方が種類が豊富です。サウナ先進国のドイツでは、温度、湿度、輻射熱から、サイズ、質感、デザインなどさまざまな種類のサウナがあります。

たとえば天井がデコボコしているベンベルグサウナ、蒸気浴ができるテルマリウムサウナ、高低差があるマウンテンサウナなど、施設独自のサウナがあるので、チェックしてみるのもいいでしょう。また持ち運びのできるテント式のサウナであれば自然の中でも楽しむことができます。また体感の違うさまざまなスタイルのサウナを、コースのようにまわって楽しむことで無限の楽しみが生まれます。

まずは自分の好きなサウナを見つけましょう。

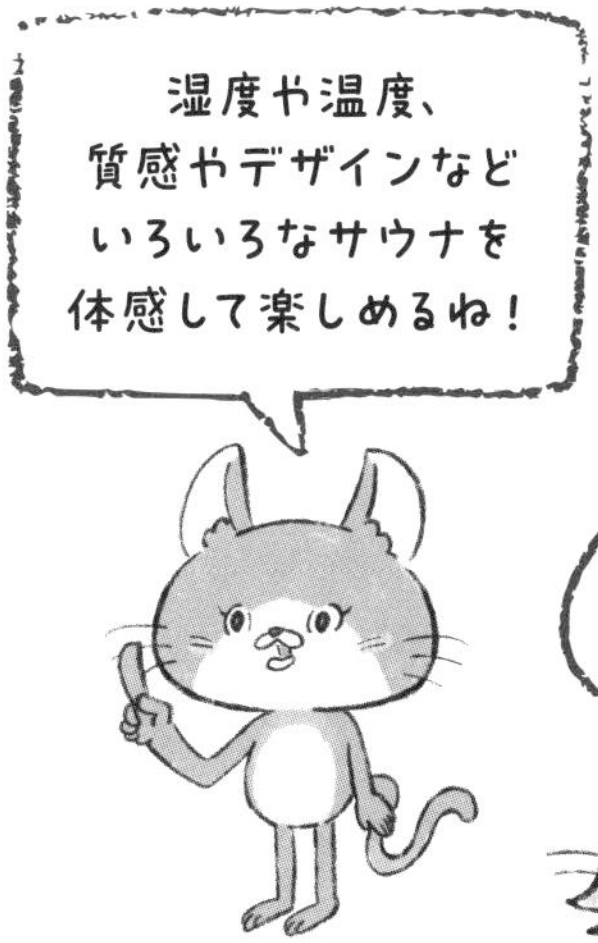
湿度や温度、
質感やデザインなど
いろいろなサウナを
体感して楽しめるね！

マウンテンサウナ

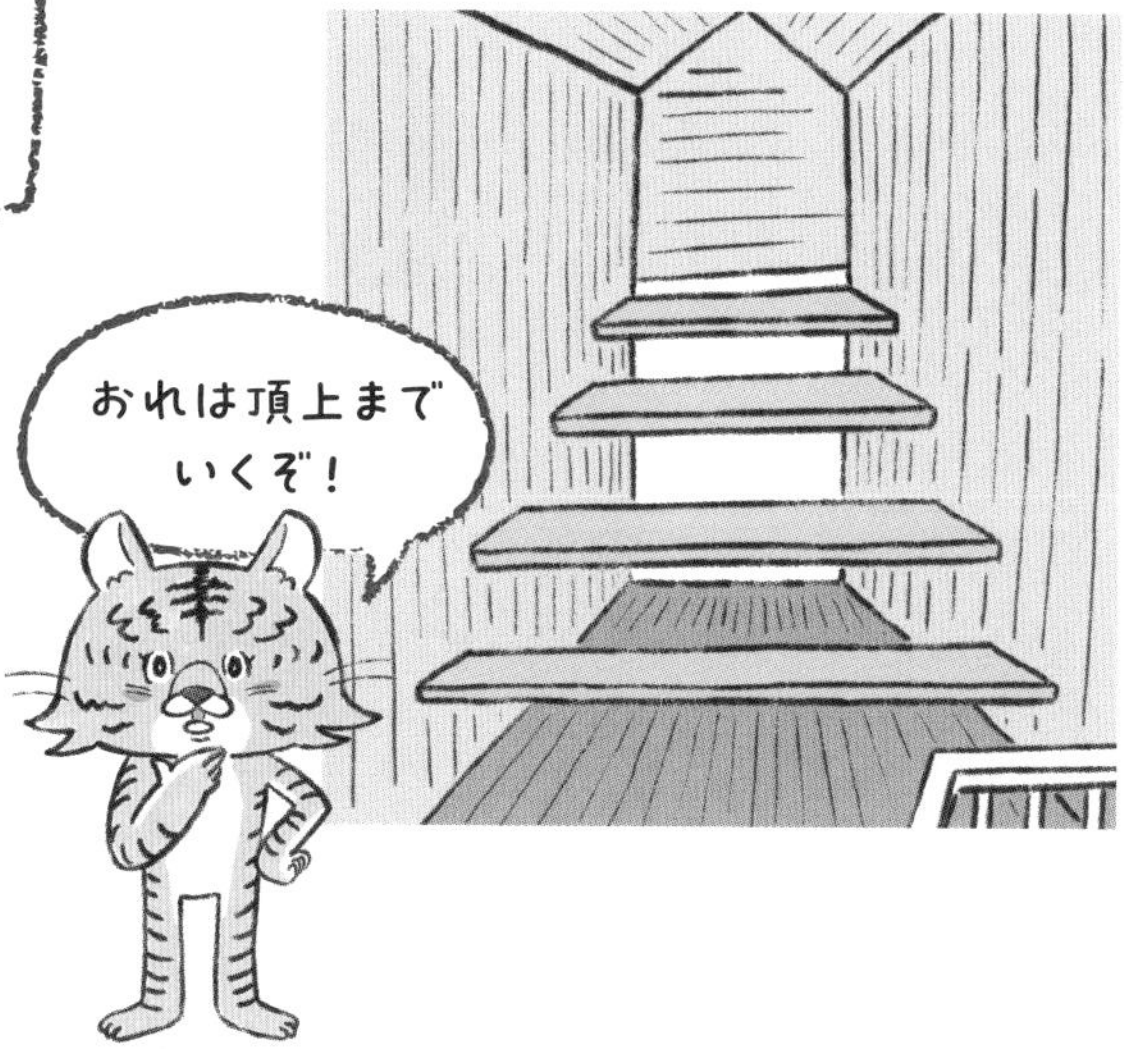
おれは頂上まで
いくぞ！

ベンベルグサウナ

テルマリウムサウナ

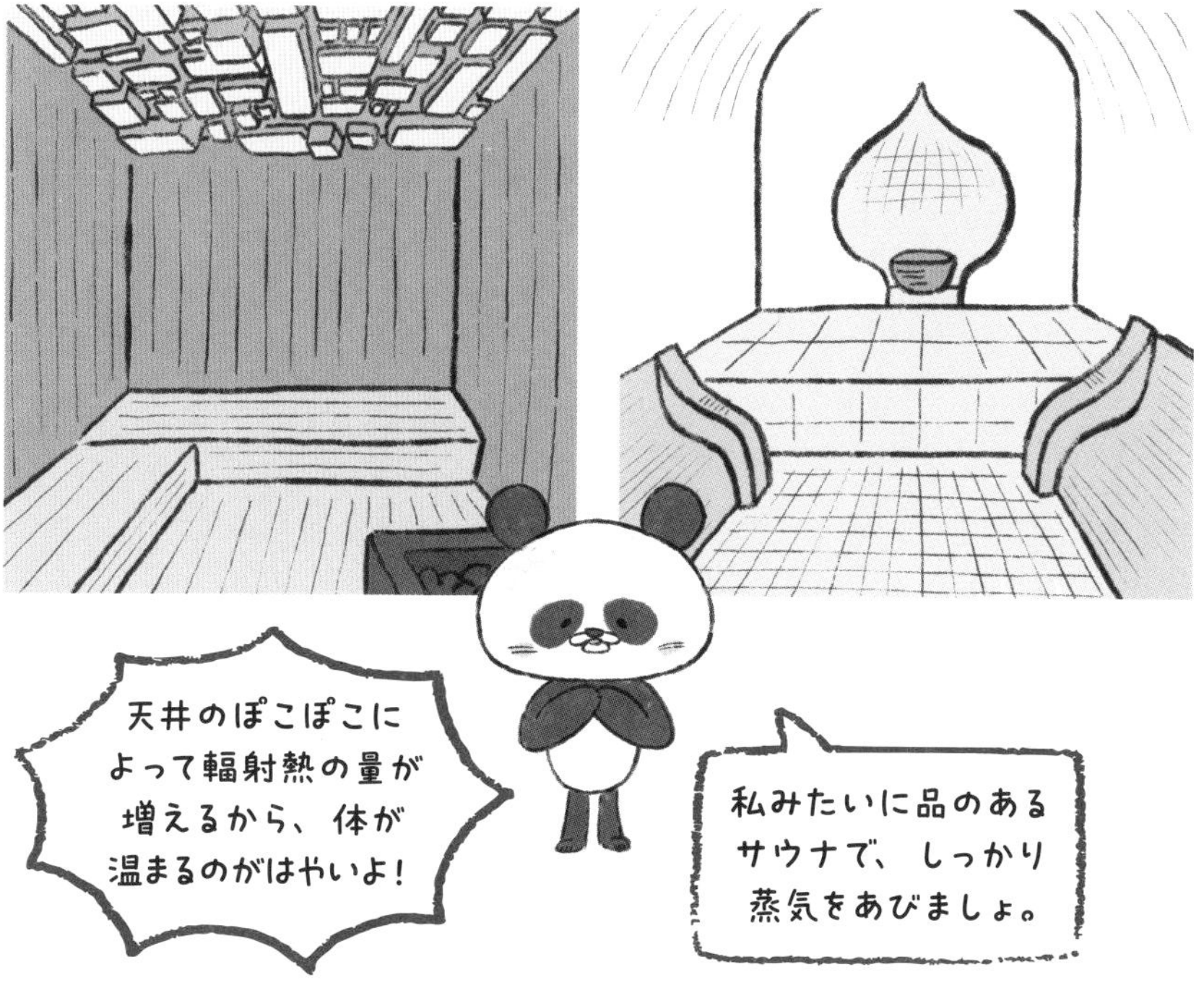
天井のぽこぽこに
よって輻射熱の量が
増えるから、体が
温まるのがはやいよ！
私みたいに品のある
サウナで、しっかり
蒸気をあびましょ。

03

思ったまま！自分スタイルで入る個室サウナ・貸切サウナ

気兼ねなくロウリュもアロマも楽しめる

最近、都心部を中心に増えてきている個室サウナや貸切サウナには、メリットがたくさんあります。とにかく他の人に気兼ねなく自分のスタイルで入れることです。寝そべってもいいですし、足を高くしてもいい。どんな格好をしていてもかまいません。

また、ロウリュに水を掛けるタイミングも自由です。好きなアロマを楽しんでもいい。空気の入れ換えも好きなときに行えます。好きな音楽を掛けながらでもいいんです。誰にも文句を言われません。他にも、ヴィヒタと呼ばれる白樺などの枝葉を束ねたもので全身を軽く叩いたり、撫でたり、圧をかけることで熱を伝えて、血流を良くするウィスキングを楽しむのもありです。

近場に個室サウナがあれば、仕事帰りでも気軽にパッとリセットすることができますね。

個室サウナ・貸切サウナの使い方

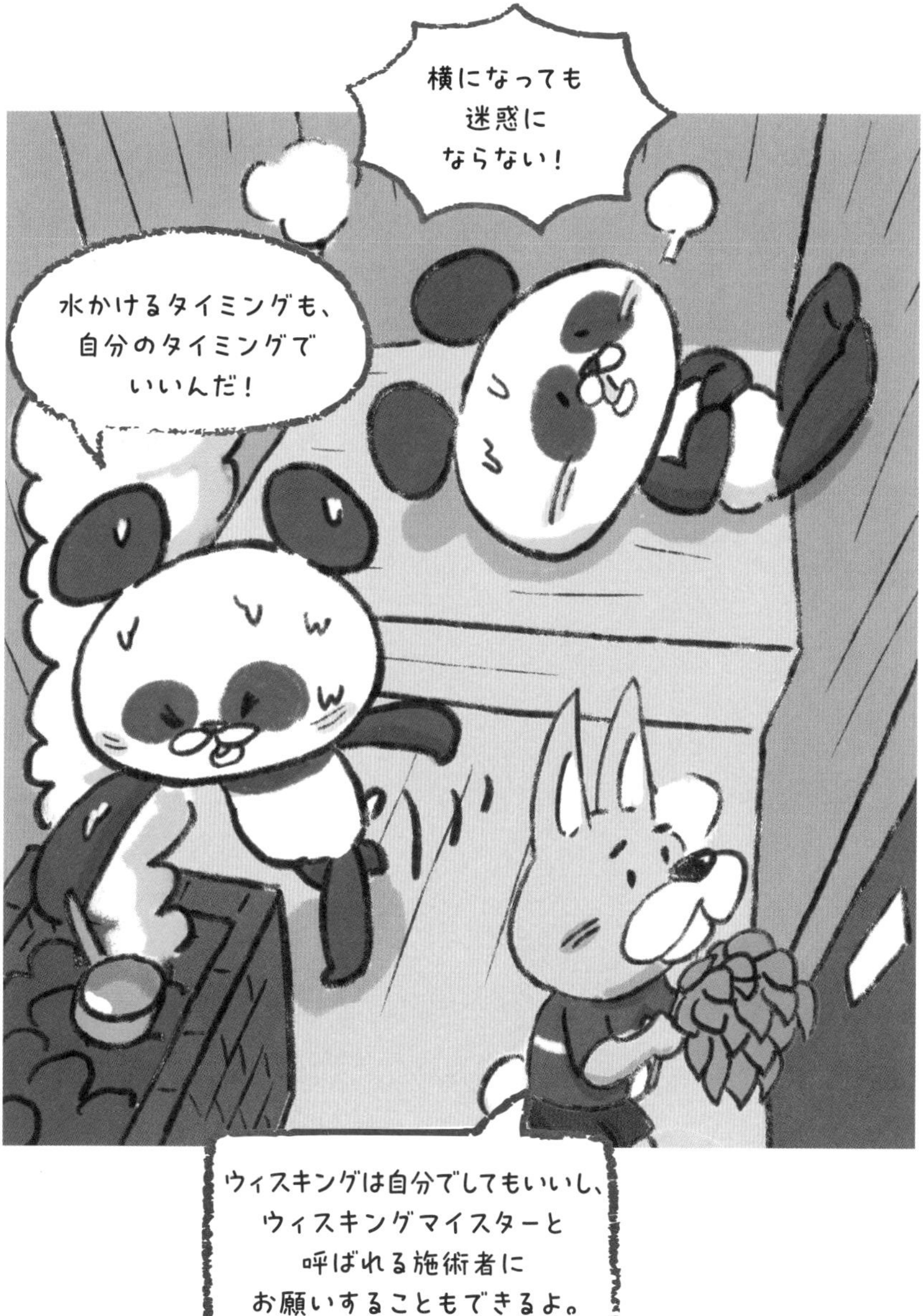
横になっても
迷惑に
ならない！
水かけるタイミングも、
自分のタイミングで
いいんだ！
ウィスキングは自分でしてもいいし、
ウィスキングマイスターと
呼ばれる施術者に
お願いすることもできるよ。

04

熱伝導の違いを楽しむ

体を温める方法や熱の伝導の違いを楽しもう

サウナは空間を温めて体を温める場所です。当然ながら高い場所では温度が高く、低い場所では初心者の人も無理なく入れる温度になっています。また座る位置の高低差や、使用している材質・デザインなどによって熱伝導が変化します。さらには蒸気を発生させるロウリュや、その蒸気をあおぐアウフグースによって体感温度が上がるなど、熱伝導もさまざま。心地良いと思う温度を自分で作り出すことも可能です。

サウナでは熱伝導の違いを楽しむことで、サウナの効果や活用法、楽しみ方に幅が生まれます。

熱の伝導の違いで楽しむサウナ

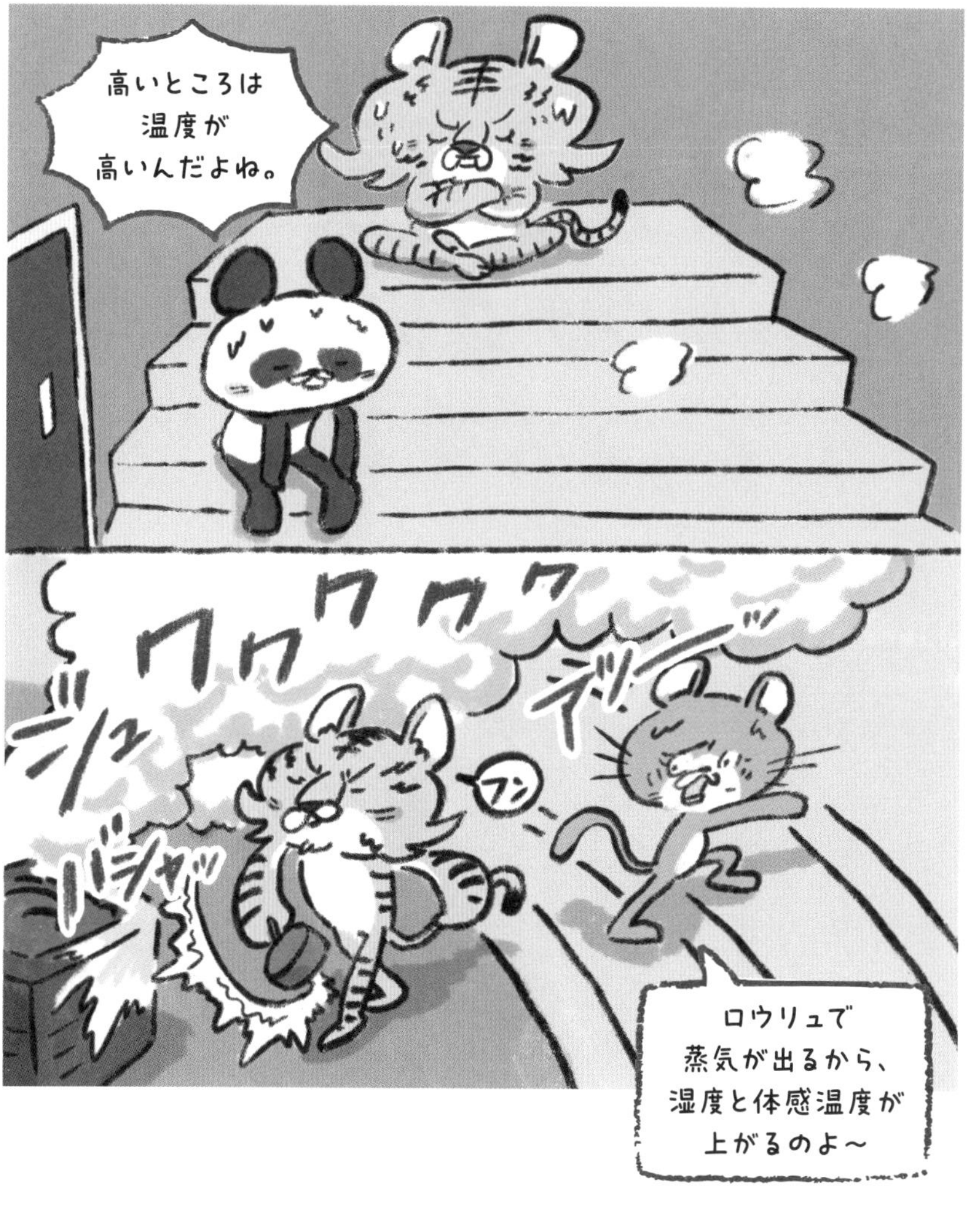
高いところは温度が高いんだよね。
ジュワワワワ
バシャッ
フン
ロウリュで蒸気が出るから、湿度と体感温度が上がるのよ〜

05

サウナをより快適に サウナグッズで とことん楽しもう

いろいろ準備して行くのも楽しいサウナグッズ

体を芯から温めるサウナ。だからこそ持って行った方が楽しくなるグッズがあります。

特に水分は必需品です。体から水分が出て行くので忘れずに準備しましょう。ドライサウナは乾燥しているので、頭皮や髪をサウナの熱から守るサウナハットや、肌の乾燥を防ぐスキンケア用品もあるといいですね。自分の汗も落とさないように、また衛生的にもタオルは2枚あるといいでしょう。最近ではサウナマスクやサンダル、男女混浴施設に行くときは水着もあると安心です。

外気浴や休憩中に、体を冷やさないための靴下や、羽織るだけで汗や水分を吸い取ってくれる薄手のバスローブなど、お気に入りのものを準備するのも楽しいですね。

こだわりサウナグッズ

水分

水・麦茶・スポーツドリンク。麦茶はミネラル補給、スポーツドリンクは塩分と糖分補給に。

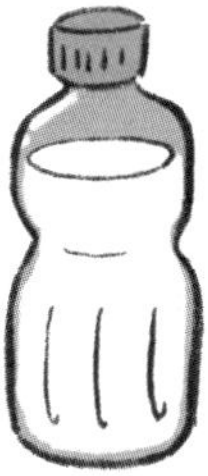

サウナハット

髪や頭皮を熱から守る。素材や形も色々ある。

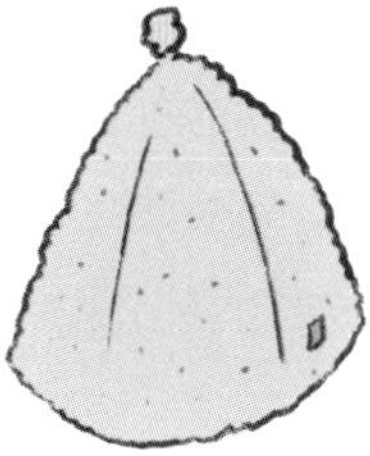

サウナマスク

ドライサウナでの息苦しさを解消してくれる。

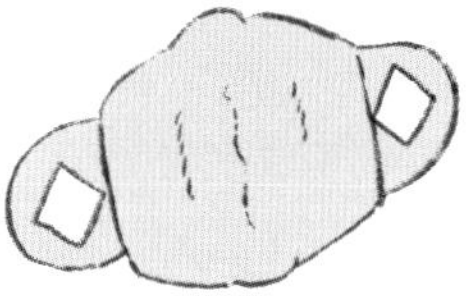

タオル・バスタオル

サウナに入る前や入っているときに水滴や汗を拭き取る。バスタオルはサウナや外気浴のときに下に敷いて使う。

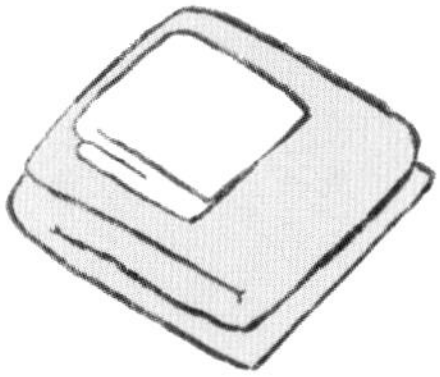

バスローブ・サウナポンチョ

外気浴や休憩の際に体を冷やさないようにするために羽織る。

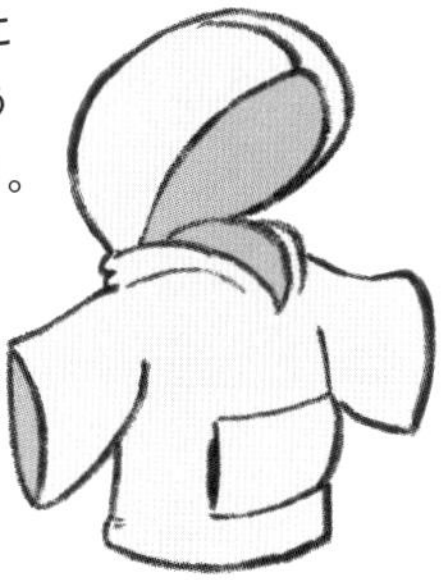

靴下

休憩中などに足元を冷やさないために使う。

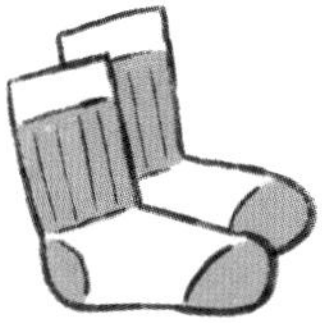

スキンケア用品

肌の乾燥が気になるときに使う。

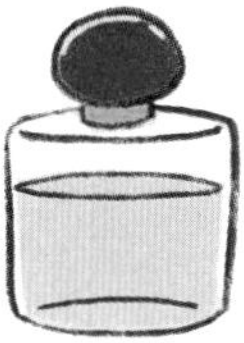

水着

テントサウナや水着での男女混浴施設に行く場合に使用。

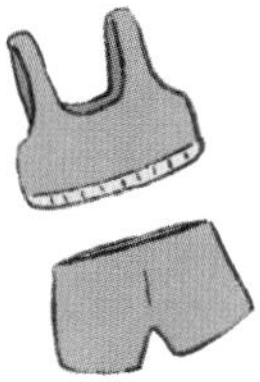

サンダル

テントサウナや屋外サウナで、足元を冷やさないようにするために使用。

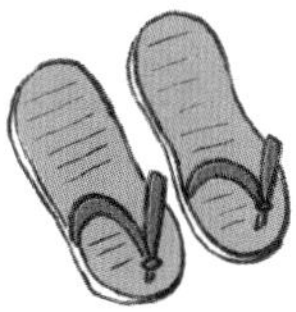

Column 5

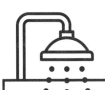

食事のように、五感で楽しむサウナ

食事とサウナが似ていると感じることがよくあります。
たとえば、景観のよいレストランで、美しく盛りつけられた料理を前にすると心が踊ります。サウナも絶景や夜景など、視覚から入ってくる情報で気分が良くなりますよね。

またワインやメインディッシュの香り、サウナでのアロマの香りを感じる嗅覚。もちろん味覚も。サウナの後のビールは最高です。さらにレストランに流れる音楽とサウナで聞く鳥の鳴き声などを楽しむ聴覚も同じです。

唯一、サウナの方が感じられることが多いのは触覚ですね。「熱い！」「冷たい！」のオンパレードですから(笑)。

普段の生活でなかなか五感を意識することはないかもしれませんが、サウナという現実とは違った環境だからこそ、自分の感覚を楽しむことができるのです。何より、誰と過ごすかによって意味合いまでも変わってしまうことが、食事と同じだと感じる理由です。

Chapter6

サウナを楽しもう（Level3）

01

登山のように楽しもう 初級・中級・上級と 自分にあった入り方を知ろう

目的を明確にしよう

サウナは登山に似ています。初級者は低い山から始め、中級者や上級者になったらさらなる高みを目指す……これは体への負担の大きさや必要な時間と比例します。サウナの場合、初級者はひな壇の一番下の温度が低めの位置を選んで、時間も短めで入ってみます。しかし中級、上級になるにつれて、より時間をかけて、より高みを目指します。

たとえば、高尾山に登るのとエベレストに登るのとでは、当然準備が違います。先にどの山を登るのか決めておかなければなりません。また、登山の目的もいろいろ。ご来光を拝むためなのか、秘湯に入るためなのか。あるいは新鮮な空気を吸ってリフレッシュしたいのか。目的によって登山コースやスケジュールも変わってくるでしょう。

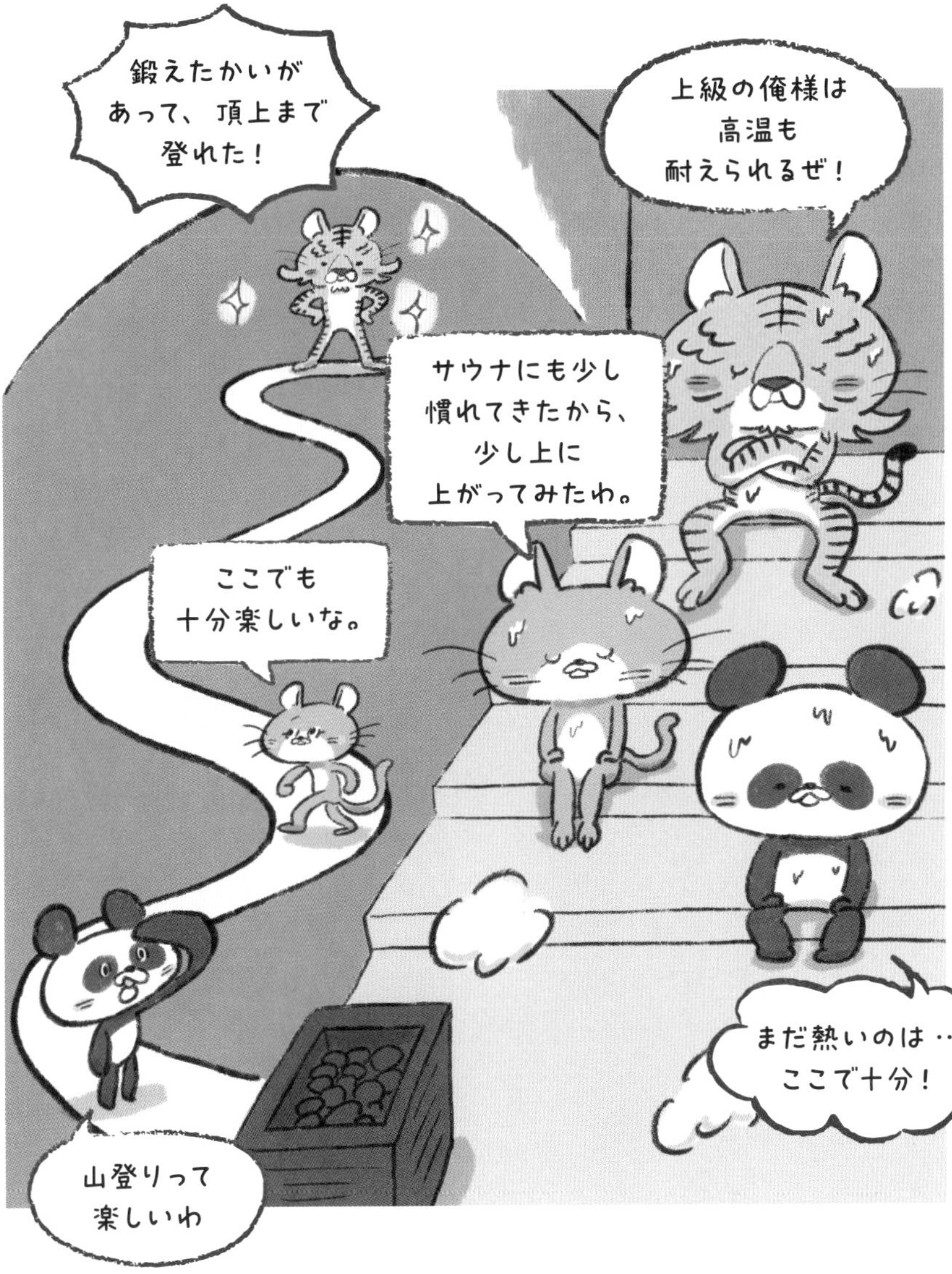
鍛えたかいが
あって、頂上まで
登れた！
上級の俺様は
高温も
耐えられるぜ！
サウナにも少し
慣れてきたから、
少し上に
上がってみたわ。
ここでも
十分楽しいな。
まだ熱いのは…
ここで十分！
山登りって
楽しいわ

誰と？目的は？時間は？体の状態を見ながらプランをたてて入ろう

サウナも、登山のようにプランやコースをたてましょう。

まずは自分の現在の体の状況を確認します。運動はしていますか？　疲れやすいですか？　冷えを感じますか？　精神的な状況はどうでしょうか。体が疲れやすいとか、脳が疲れやすいなど、そのときの状態によってコースが変わります。心と体のバランスを大切にしながら登っていきましょう。また、そもそもサウナが苦手かもしれない、あるいは高齢者なので不安があるという人は、負担の少ないコースを考えます。登山と同様に、サウナも無理は禁物です。

登山でなだらかで登りやすいコースは、サウナならスチームサウナですね。また、いきなりロッククライミングに挑戦する上級者は、サウナの場合ドライサウナの中段以上の位置から始めることに似ています。

サウナコースを診断してみよう

自分がどのようなコースでサウナに入れば良いのか、チャートで診断してみましょう。その結果に合わせた理想のコースは次のページに紹介しています！ただし、実際には施設に合わせてアレンジしてみてくださいね。

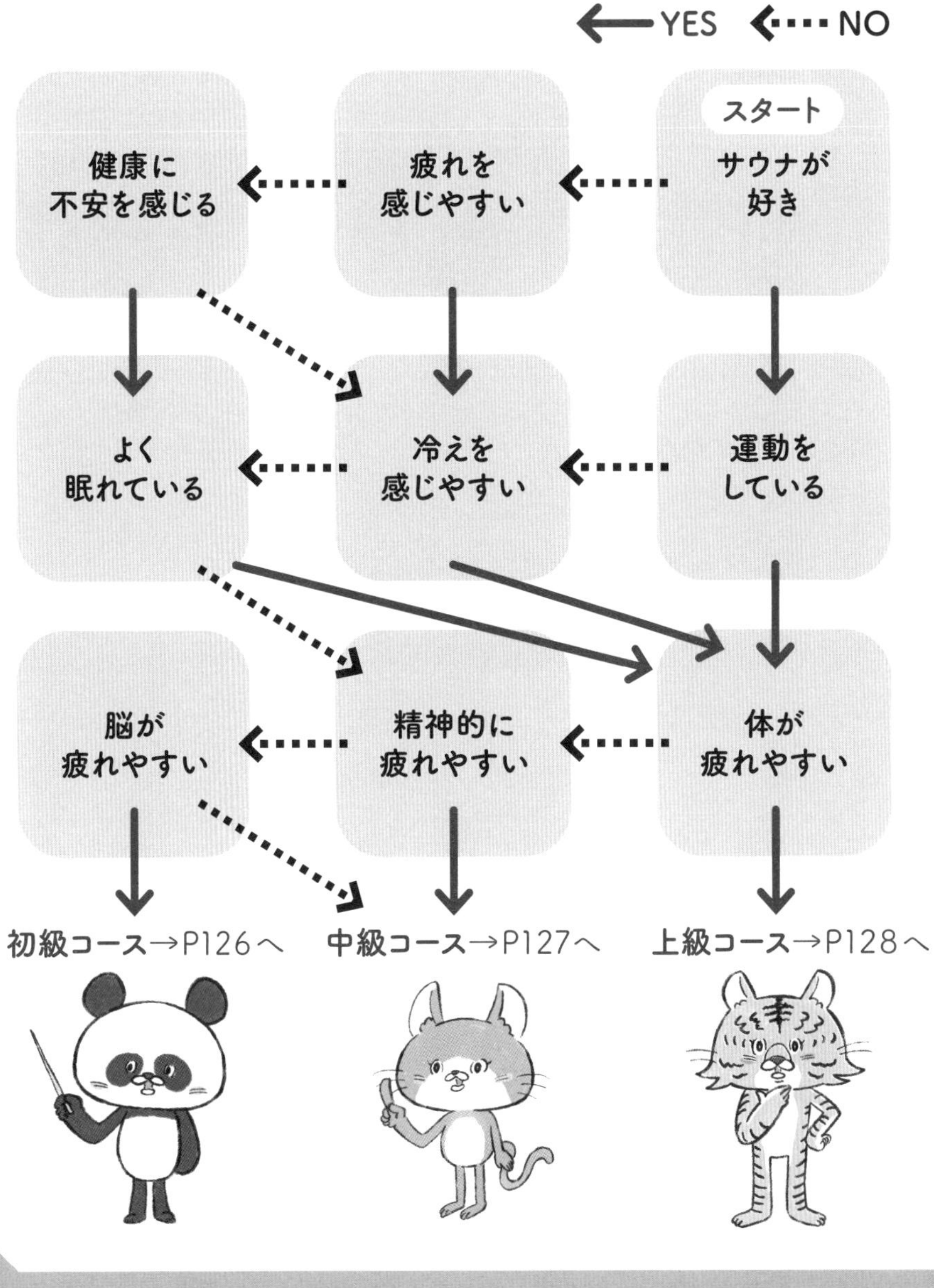
YES
NO
スタート
サウナが好き
疲れを感じやすい
健康に不安を感じる
運動をしている
冷えを感じやすい
よく眠れている
体が疲れやすい
精神的に疲れやすい
脳が疲れやすい
初級コース→P126へ
中級コース→P127へ
上級コース→P128へ

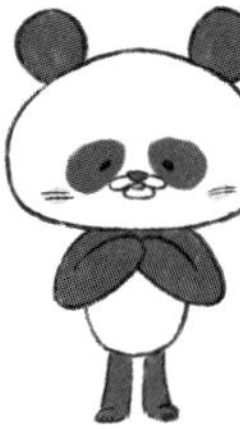

初級コース

サウナにあまり慣れていない、熱いのは苦手な方は初級コースで慣らしましょう。目安は２時間くらい。リラックス効果や睡眠・美肌にもおすすめのコースです。恋人・家族・仲間などと楽しく入るのもいいですね。

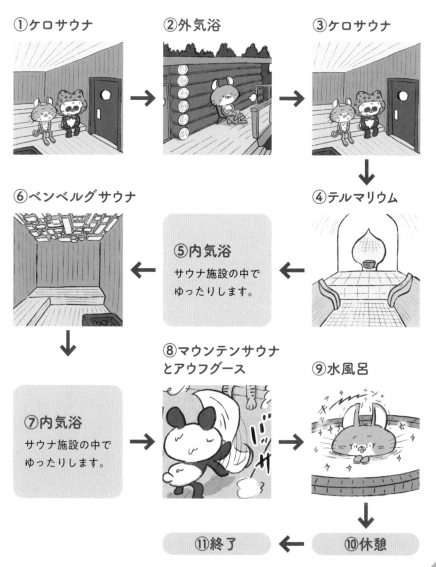

①ケロサウナ

→

②外気浴

→

③ケロサウナ

↓

④テルマリウム

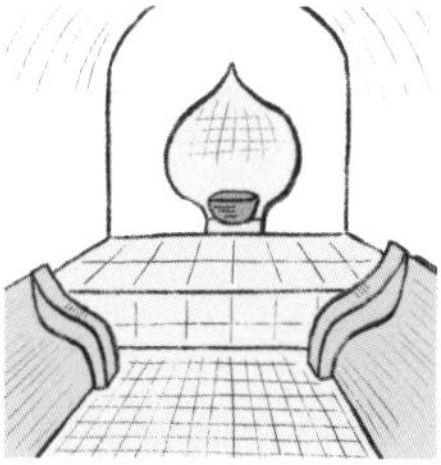

←

⑤内気浴

サウナ施設の中でゆったりします。

←

⑥ベンベルグサウナ

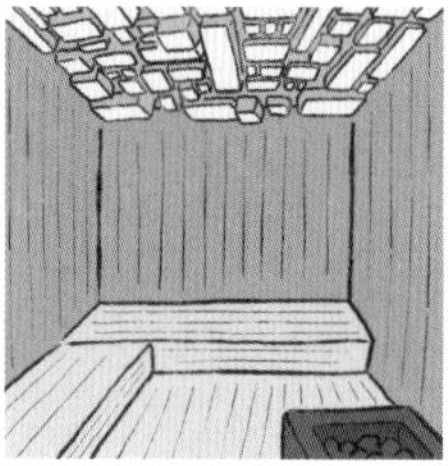

↓

⑦内気浴

サウナ施設の中でゆったりします。

→

⑧マウンテンサウナとアウフグース

→

⑨水風呂

↓

⑩休憩

←

⑪終了

中級コース

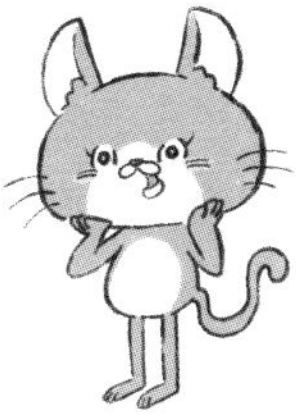

中級コースの目安は４時間。心と体のバランスを大切にすることが目的のコースです。疲労回復・免疫アップなど健康にも良いコースです。

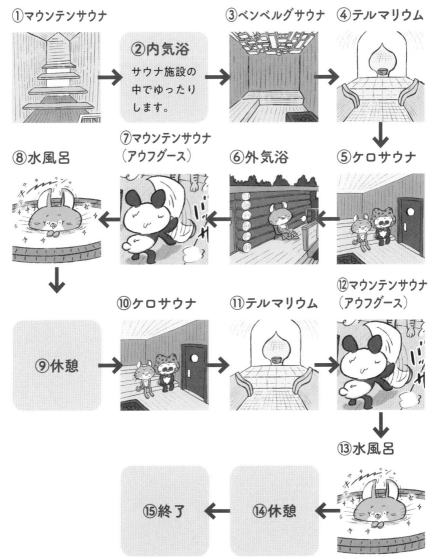

①マウンテンサウナ

→

②内気浴
サウナ施設の中でゆったりします。

→

③ベンベルグサウナ

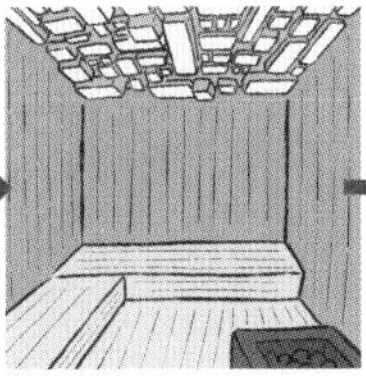

→

④テルマリウム

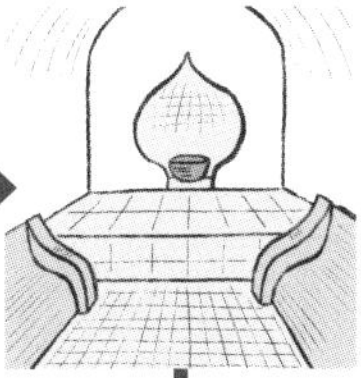

↓

⑤ケロサウナ

←

⑥外気浴

←

⑦マウンテンサウナ（アウフグース）

←

⑧水風呂

↓

⑨休憩

→

⑩ケロサウナ

→

⑪テルマリウム

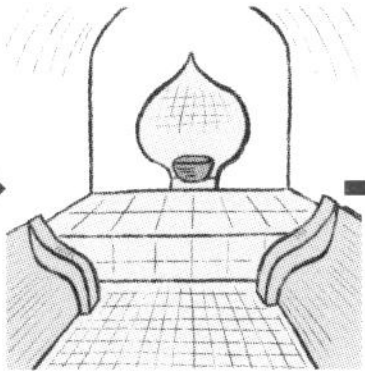

→

⑫マウンテンサウナ（アウフグース）

↓

⑬水風呂

←

⑭休憩

←

⑮終了

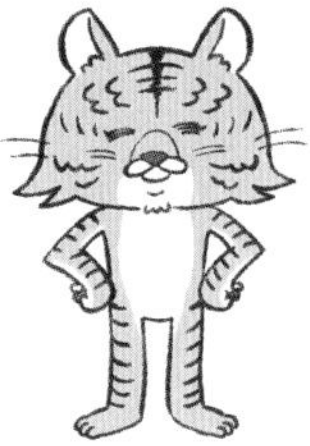

上級コース

さらにサウナの高みを目指したいのが上級コースです。体を熱に慣らしながらストイックに８時間かけてサウナに入り、心や体のモヤモヤを解消し、リフレッシュしましょう。

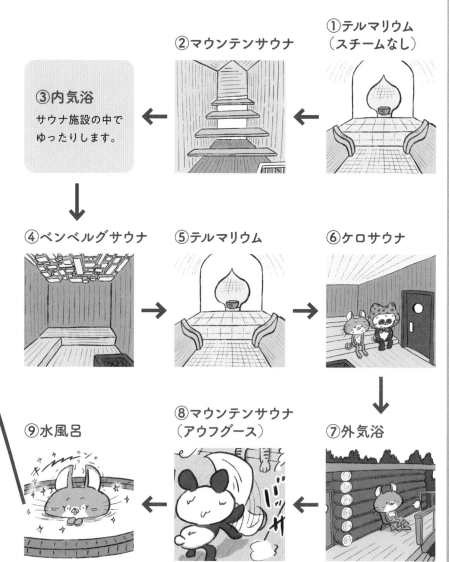

①テルマリウム（スチームなし）

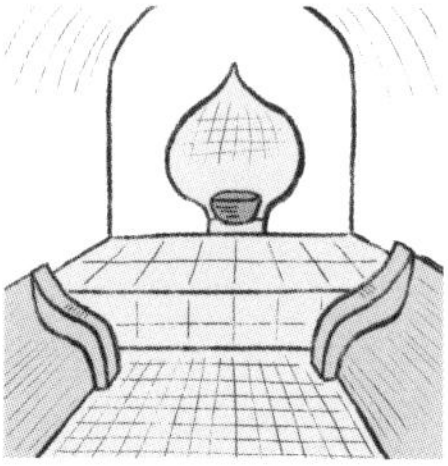

②マウンテンサウナ

③内気浴

サウナ施設の中でゆったりします。

④ベンベルグサウナ

⑤テルマリウム

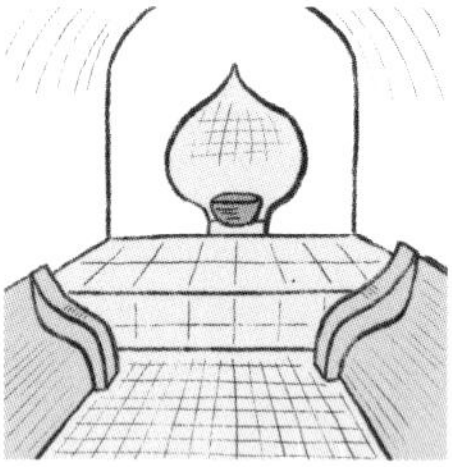

⑥ケロサウナ

⑦外気浴

⑧マウンテンサウナ（アウフグース）

⑨水風呂

⑩休憩

少し長めの休憩や食事もとりましょう。水分はしっかりとります。

⑪ケロサウナ（アウフグース）

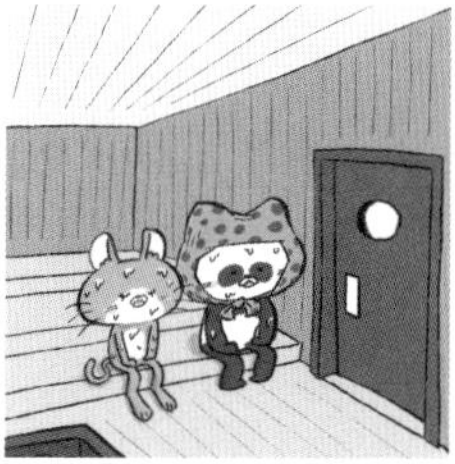

⑫水風呂

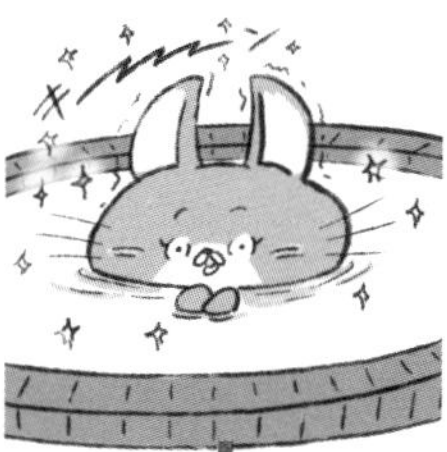

⑬テルマリウム

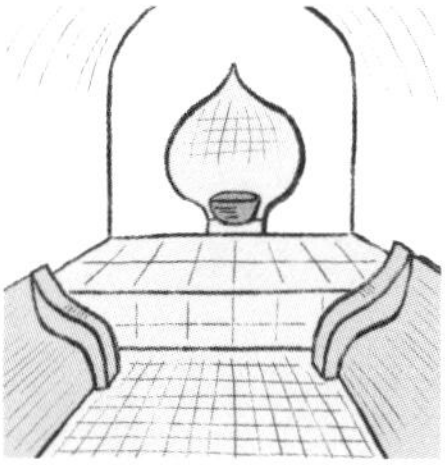

⑭マウンテンサウナ（アウフグース）

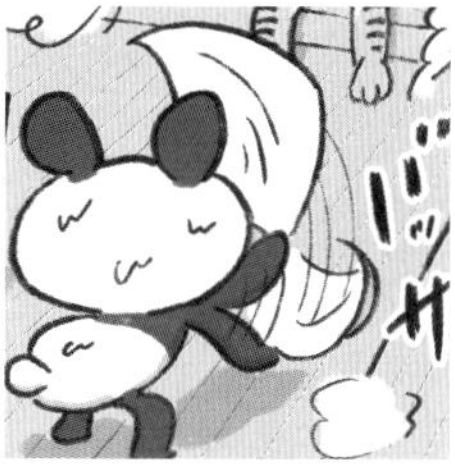

⑮水風呂

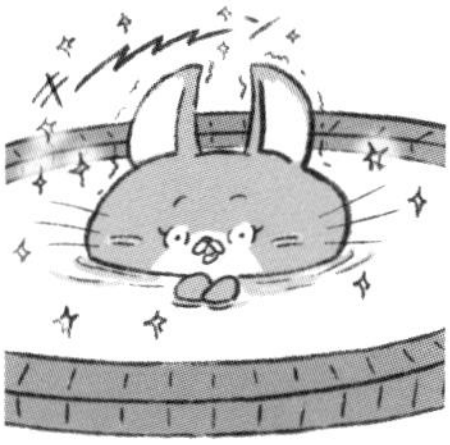

⑯休憩

水分はしっかり。横になるなどして休みましょう。

⑰ケロサウナ

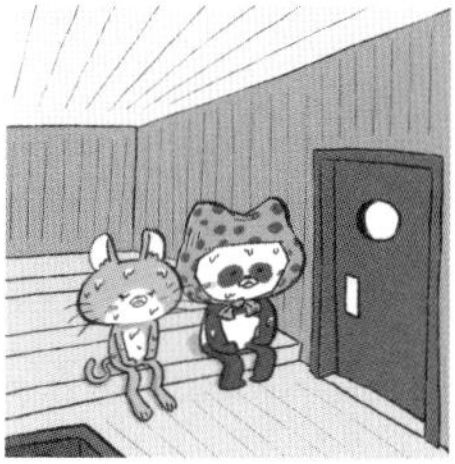

⑱外気浴

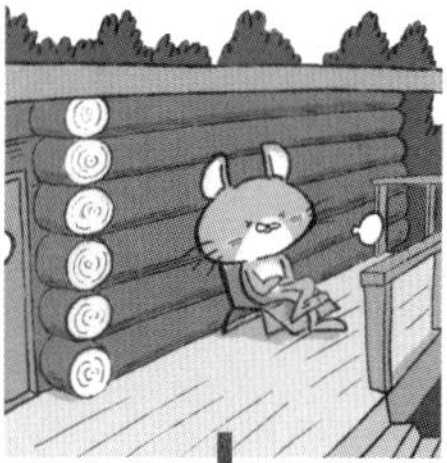

⑲ケロサウナ（アウフグース）

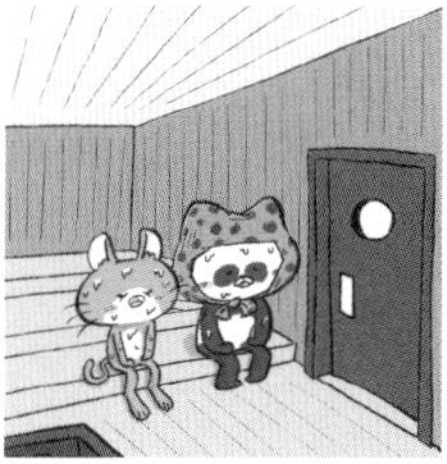

⑳水風呂

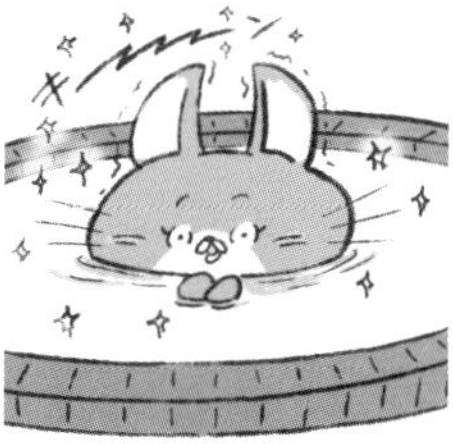

㉑外気浴

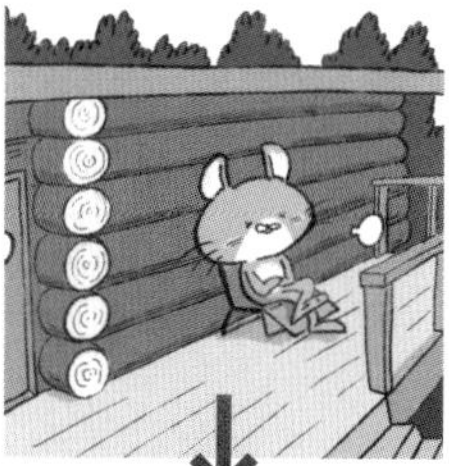

㉒休憩

㉓終了

02

心拍数をコントロールする競技「スポーツサウナ」で楽しむ

心拍数を競い合うスポーツサウナ

サウナは「心拍数をコントロール」してスポーツのように楽しむことができます。

最近では、サウナで心拍数を競い合うスポーツとしての楽しみ方が誕生しています。「スポーツサウナ」とよばれるこのスポーツは、心拍数をコントロールして、その差分の数値を競います。天候や環境に合わせて計測時間を決めて、ターゲットとなる心拍数を決めます。サウナ、水風呂、外気浴や温泉などに入り、決められた時間の中で、ターゲットとなる心拍数に近づけます。計測値の合計差分が少ない方が勝ちとなります。

サウナに慣れたら競技としてのサウナにも挑戦してみましょう。

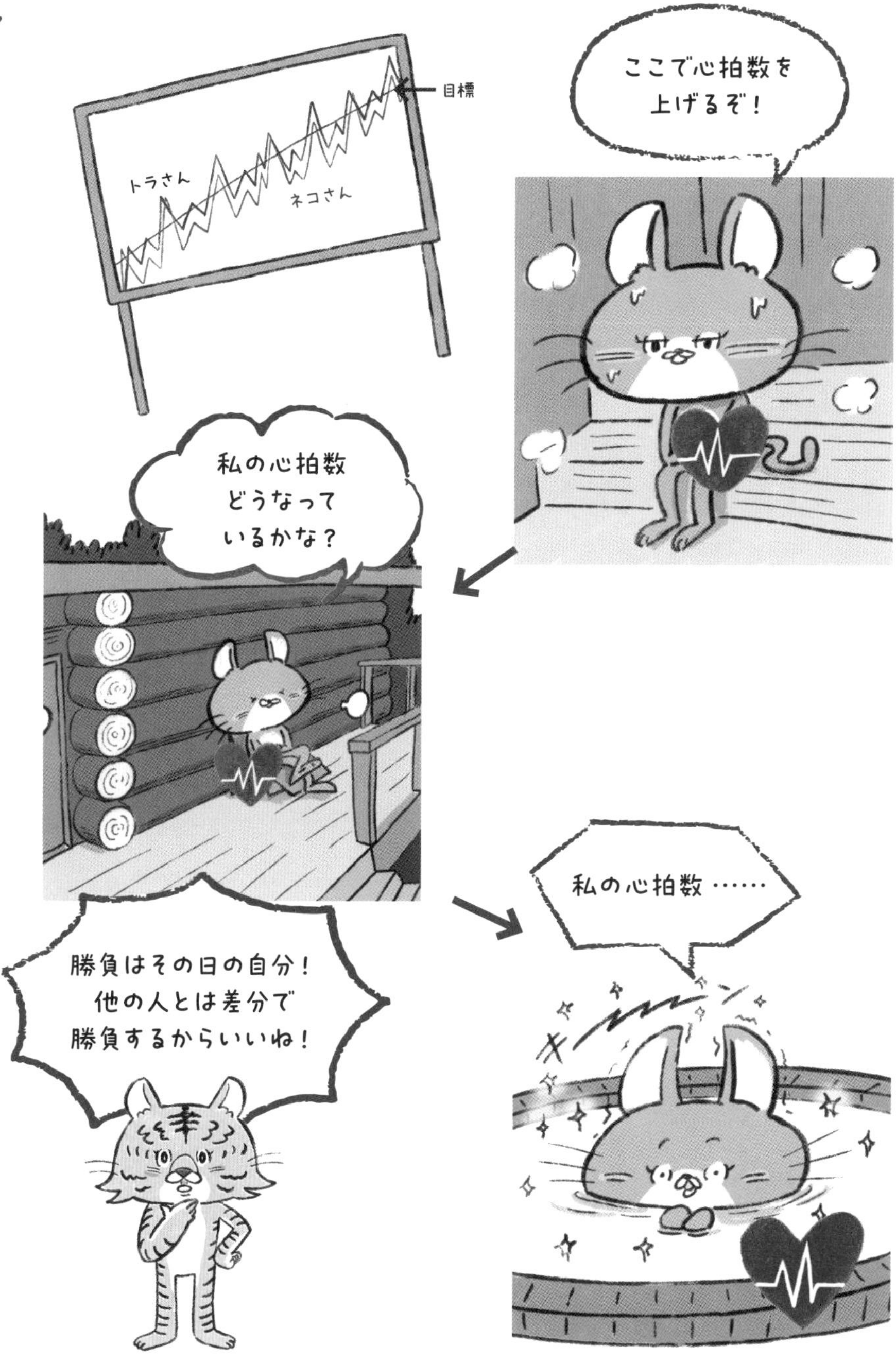
目標
トラさん
ネコさん
ここで心拍数を
上げるぞ！
私の心拍数
どうなって
いるかな？
私の心拍数……
勝負はその日の自分！
他の人とは差分で
勝負するからいいね！

03

温冷浴で「血管の筋トレ」ゆるく→激しくでトレーニング！

老廃物も体の外へ！サウナで作る「しなやかで強い血管」

いくらお肌のお手入れをしたり、運動で筋肉を鍛えたりしても、血管が老化・硬化していたら、血液もドロドロになって健康とは言えません。「しなやかで強い血管」を作ること。これが美容や健康の基本になります。

「しなやかで強い血管」とは、血管がやわらかく、拡がったり縮んだりできる状態のこと。血流が良くなり、体の隅々までエネルギーが行き渡るようになります。同時に老廃物も速やかに体の外へ出ていくようになるのです。これが「血の巡りが良い」と言われる状態です。

サウナに入ると高くなった体温を調整しようとして血管が拡がり、外気浴や水風呂で体を冷やせば血管は収縮します。この温冷浴を繰り返すことでしなやかで強い血管を保つことができます。つまりサウナは、「血管のトレーニングジム」とも言えるのです。

血管のトレーニングジムで、血管を鍛えよう

サウナは体を中から温めることができます。これに外気浴や水風呂で体の外から冷やすということを交互に行えば、血管を拡張したり収縮させたりするトレーニングになります。ゆるく鍛えるにはサウナ→外気浴、激しく鍛えるにはサウナ→水風呂が基本です。

ゆるく鍛える

サウナであったまる 血管が拡張　→　**外気浴で冷やす** 血管が収縮

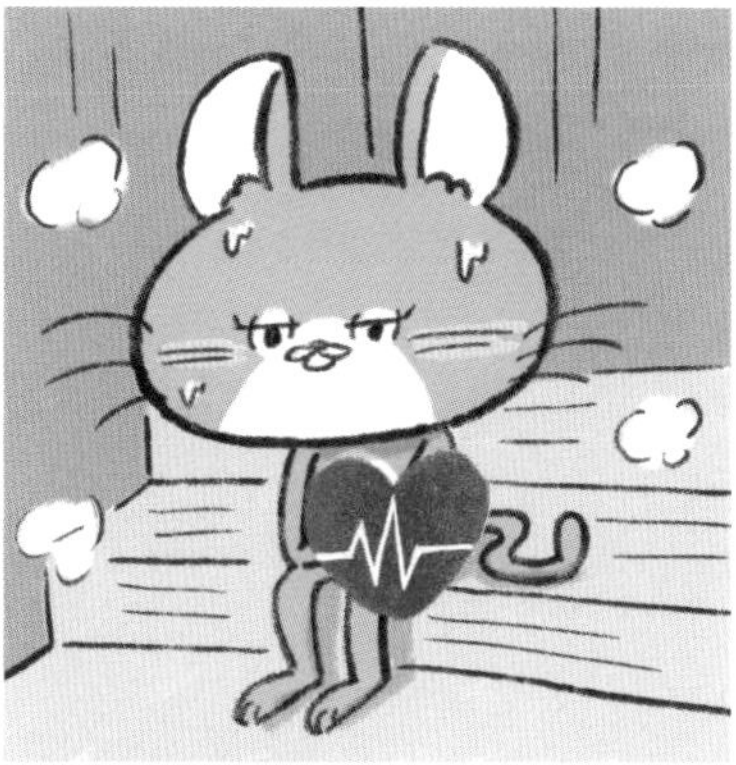

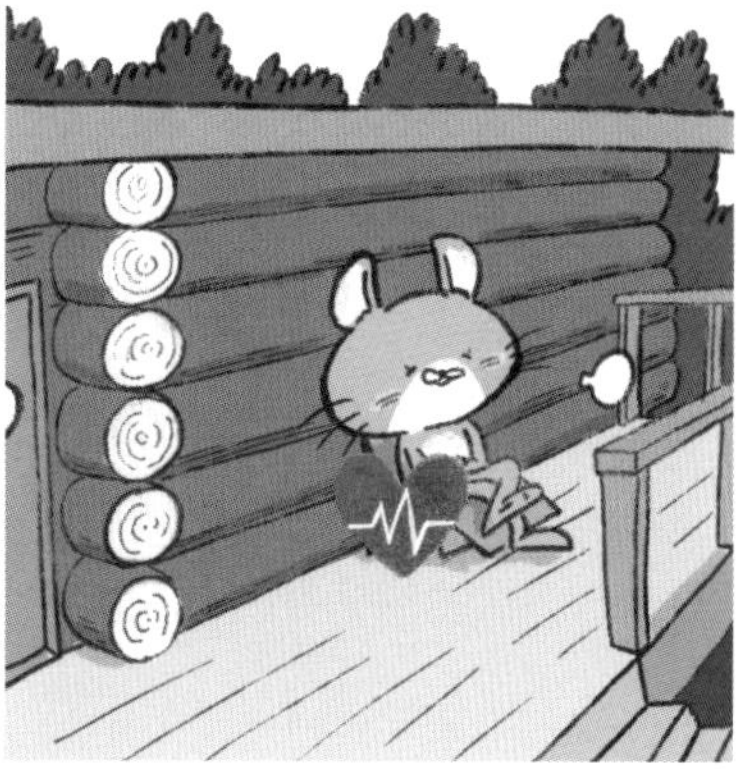

激しく鍛える

サウナであったまる 血管が拡張　→　**水風呂で冷やす** 血管が収縮

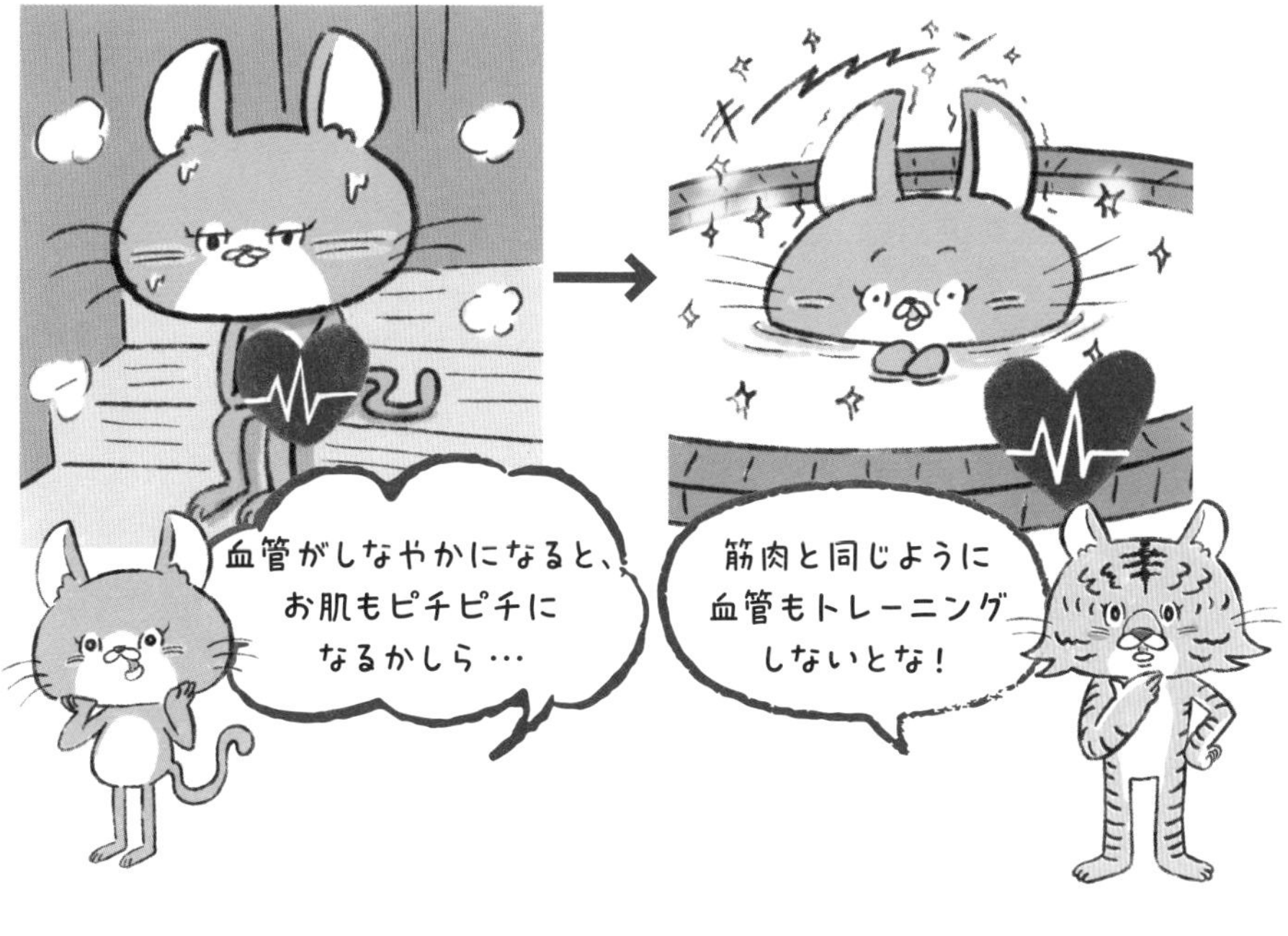
血管がしなやかになると、お肌もピチピチになるかしら…
筋肉と同じように血管もトレーニングしないとな！

04

技術を身につけて楽しもう
サウナは
意識×知識×体感

サウナ経験を積むことで、温浴を暮らしに役立てられる

サウナにとって大切なのは「サウナを楽しむんだ」「リフレッシュをするんだ」「お肌をつるつるにするんだ」といった「やってみたいこと」の目的意識を持つことです。

そのために最低限の知識を身につけてからサウナに臨むと良いでしょう。

そしてもっとも大切なのが体感です。知識はあくまで基本。実際にはさまざまなサウナで入り方を試して、経験を積むことで本当の自分に合ったサウナの入り方を生活に役立てられるようになります。たとえば熱中症は、体が深部体温を下げられずに熱がこもった状態です。サウナで汗を流して深部体温をコントロールできることを知っていれば熱中症対策ができますよね。夏のサウナも、どう入るかという技術をみがくことで楽しめるようになります。

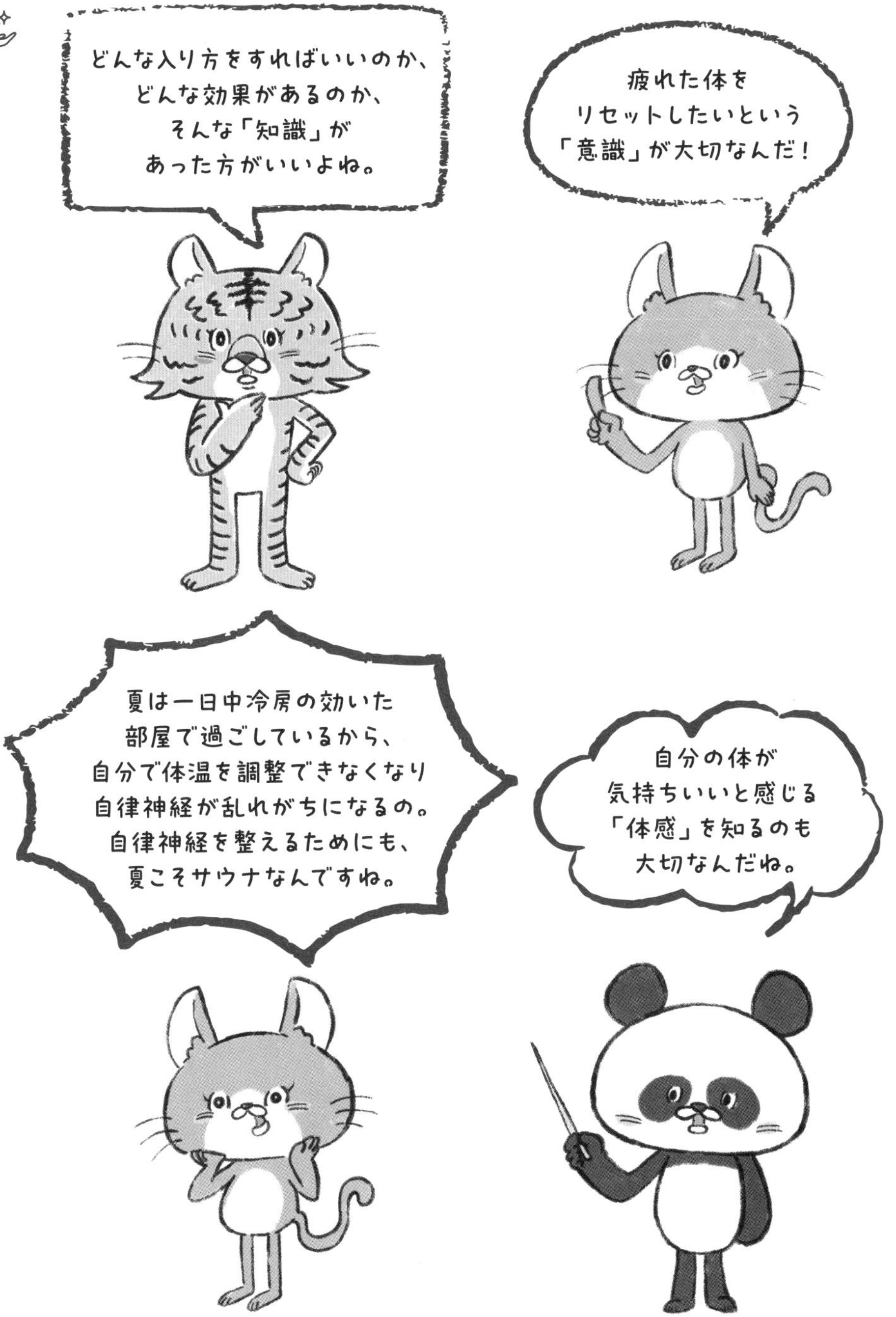
どんな入り方をすればいいのか、どんな効果があるのか、そんな「知識」があった方がいいよね。
疲れた体をリセットしたいという「意識」が大切なんだ！
夏は一日中冷房の効いた部屋で過ごしているから、自分で体温を調整できなくなり自律神経が乱れがちになるの。自律神経を整えるためにも、夏こそサウナなんですね。
自分の体が気持ちいいと感じる「体感」を知るのも大切なんだね。

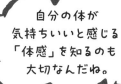

[番外編 01]

おうちで楽しむ極上サウナ

重要なのは「換気をオフ」にすること

「自宅でサウナ」という方法があります。

①まず環境を作ります。換気をオフにして、壁や床にシャワーで熱いお湯をかけます。次に浴槽の蓋を外したままで半身浴用の深さに38～39℃でお湯を張ります。室温が25℃で湿度が90％くらいになるといいですね。

②かけ湯をして体を洗ったら、浴槽に腰掛けて足湯をします。この後半身浴をしますが、換気はオフのままにしておきます。

③汗が出てきたら洗い場で休みます。ここまでを1～2回繰り返したらお湯を足します。

④40～41℃のお湯に耳の後ろくらい、頭までお湯に浸かって全身浴をします。

⑤しっかり温まったらぬるめのシャワーを浴びて温度を下げていき、最終的には冷たいシャワーを頭から浴びます。③と④を3～6回繰り返します。

おうちサウナの入り方（基本のコース）

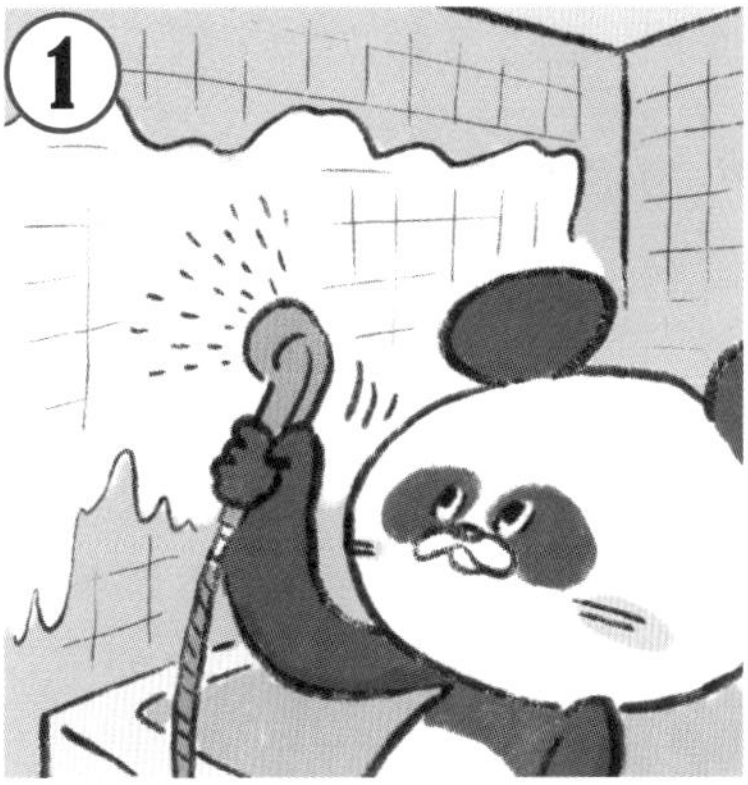

サウナの環境を作る
壁や床に熱いお湯をかけて、湯船の蓋を外したまま浴槽にお湯をはる

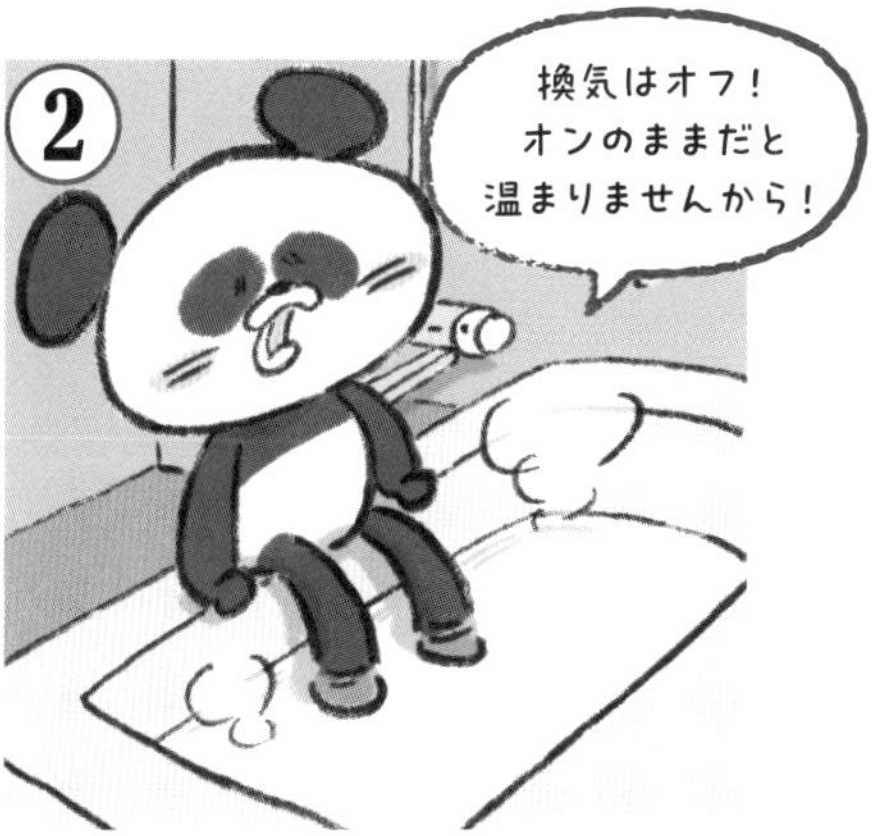
換気はオフ！
オンのままだと
温まりませんから！

足湯と半身浴
かけ湯して体を洗ったら足湯をしてから半身浴をする

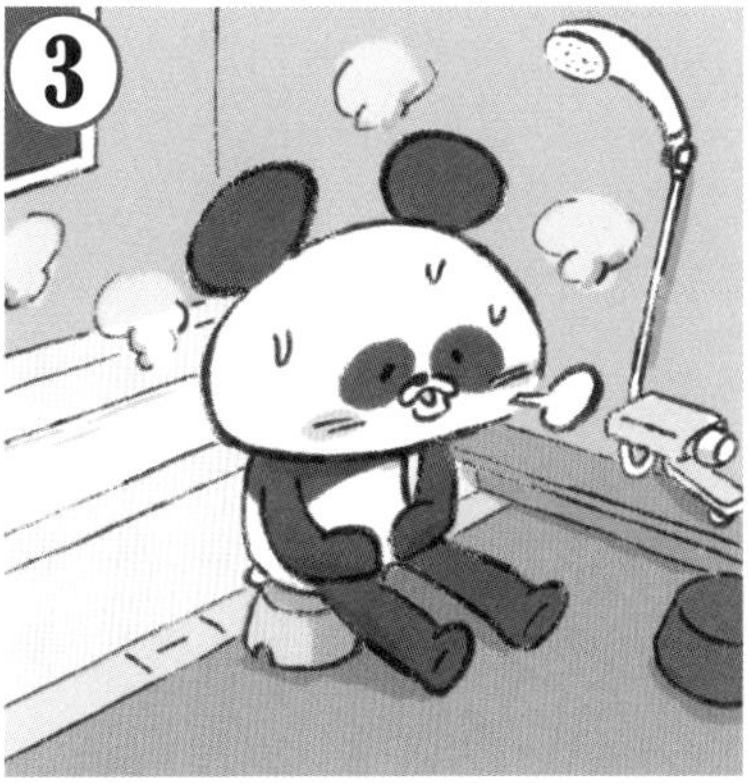

休憩する
汗が出てきたら休憩する。

③と④を3～6回
繰り返します。

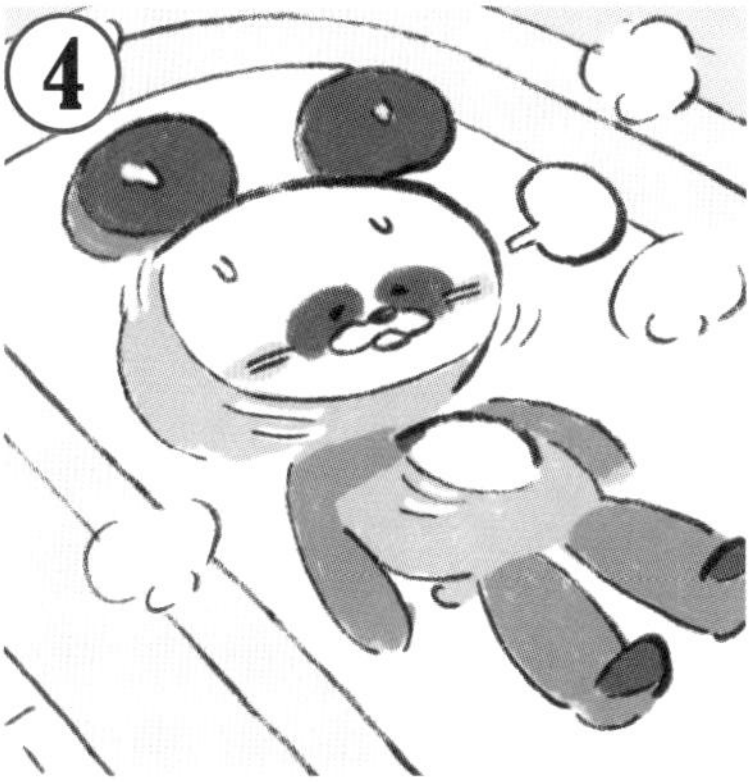

全身浴をする
耳の後ろくらい、頭まで浸かって全身浴する。しっかり温まったらぬるめのシャワーを浴びて体の温度を下げる。

5 冷たいシャワーを頭から浴びる
最後は冷たいシャワーを頭から浴びる。

【番外編 02】

ゆっくりじっくり
おうちサウナの入浴時間

音楽も香りも！ 自分好みにできるから時間もじっくり

おうちサウナの醍醐味は、時間も音楽も香りもすべて自分好みにできるところです。前ページで紹介した基本のコースは、1〜2時間くらいかけて行うものですが、その日の気分やコンデションに合わせて、この時間を長くしたり短くしたりできます。

いくらおうちでも、時間が長いのは…と感じたら、全身浴をしているときは浴槽をキャンドルの明かりだけにしてみたり、ヒーリング音楽を小さめの音量で流してみたりするなど、環境を変えて、リラックスできる場所を作るのもいいでしょう。洗い場で休憩しているときに、「ちょっと酸素が足りないかな？」と感じたら、少しだけ入り口のドアを開けて、顔だけ出して呼吸するのもありです。

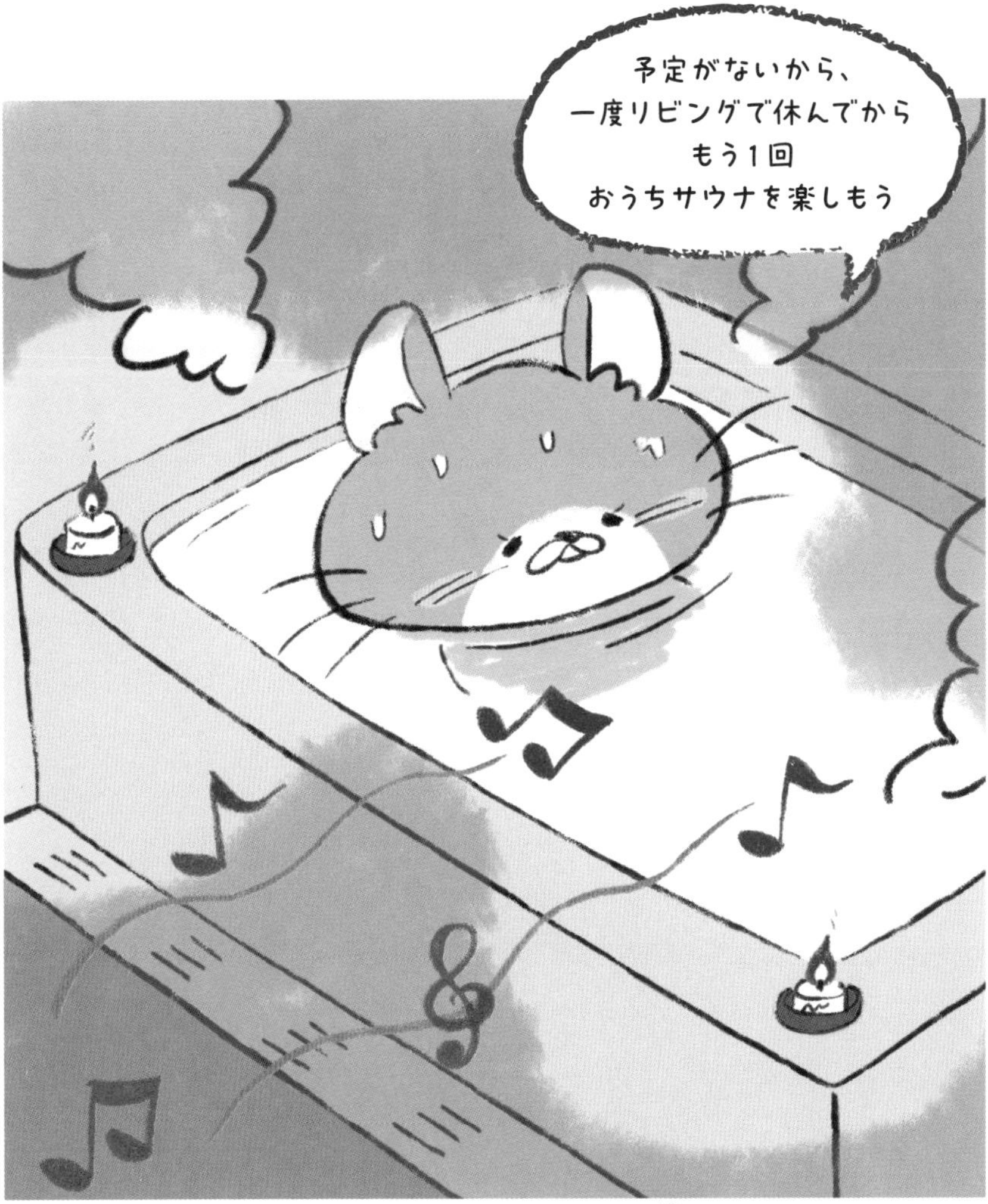
予定がないから、
一度リビングで休んでから
もう1回
おうちサウナを楽しもう

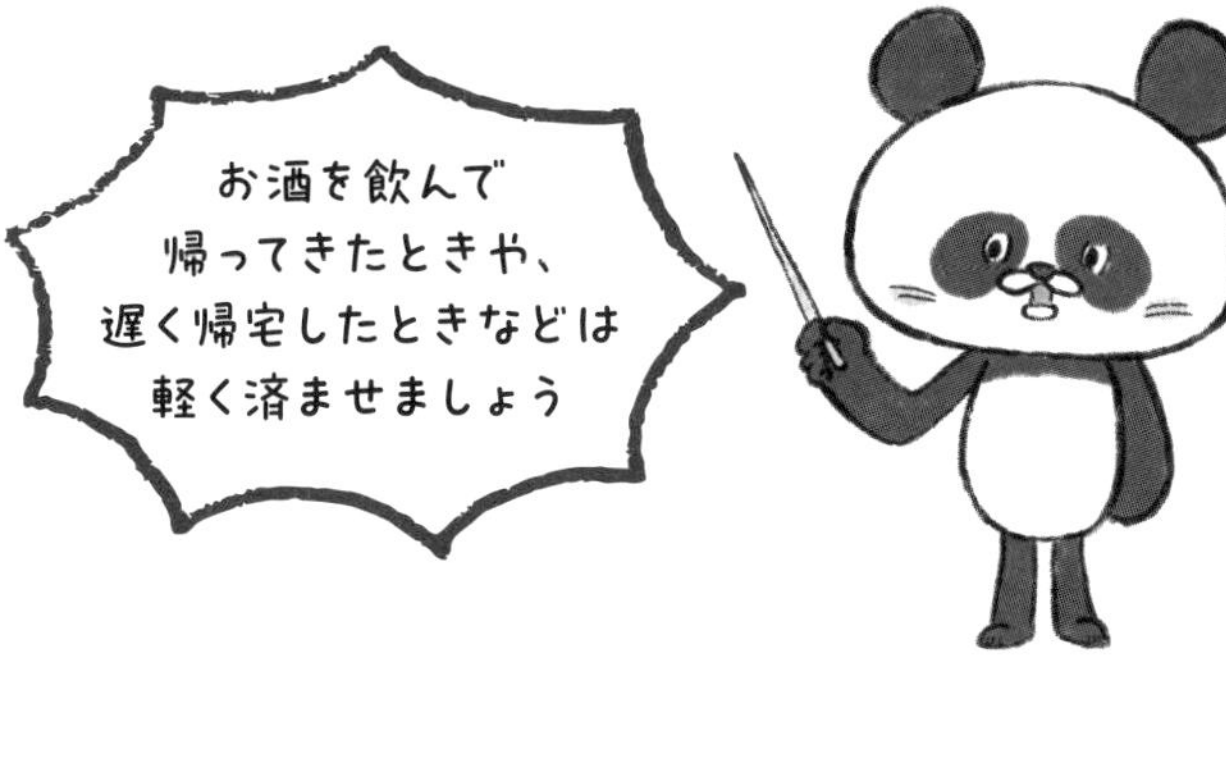
お酒を飲んで
帰ってきたときや、
遅く帰宅したときなどは
軽く済ませましょう

[番外編 03]

超かんたん！自宅即席サウナ

上半身ビニール袋でもっと汗をかく

自宅でも、もっとサウナっぽく汗を流したい、という人にはビニール袋をおすすめしています。

ゴミ出し用などの大きなサイズのゴミ袋を用意します。上半身にそのビニール袋をかぶって、顔だけを出した状態で半身浴を行います。するとビニール袋の内側が即席サウナ状態になります。ただし、くれぐれも頭からかぶって酸欠にならないように注意してくださいね。この他にサウナスーツも代用できます。

ただ、自宅サウナの基本は温冷浴ですので、グッズがなくても効果は得られます。

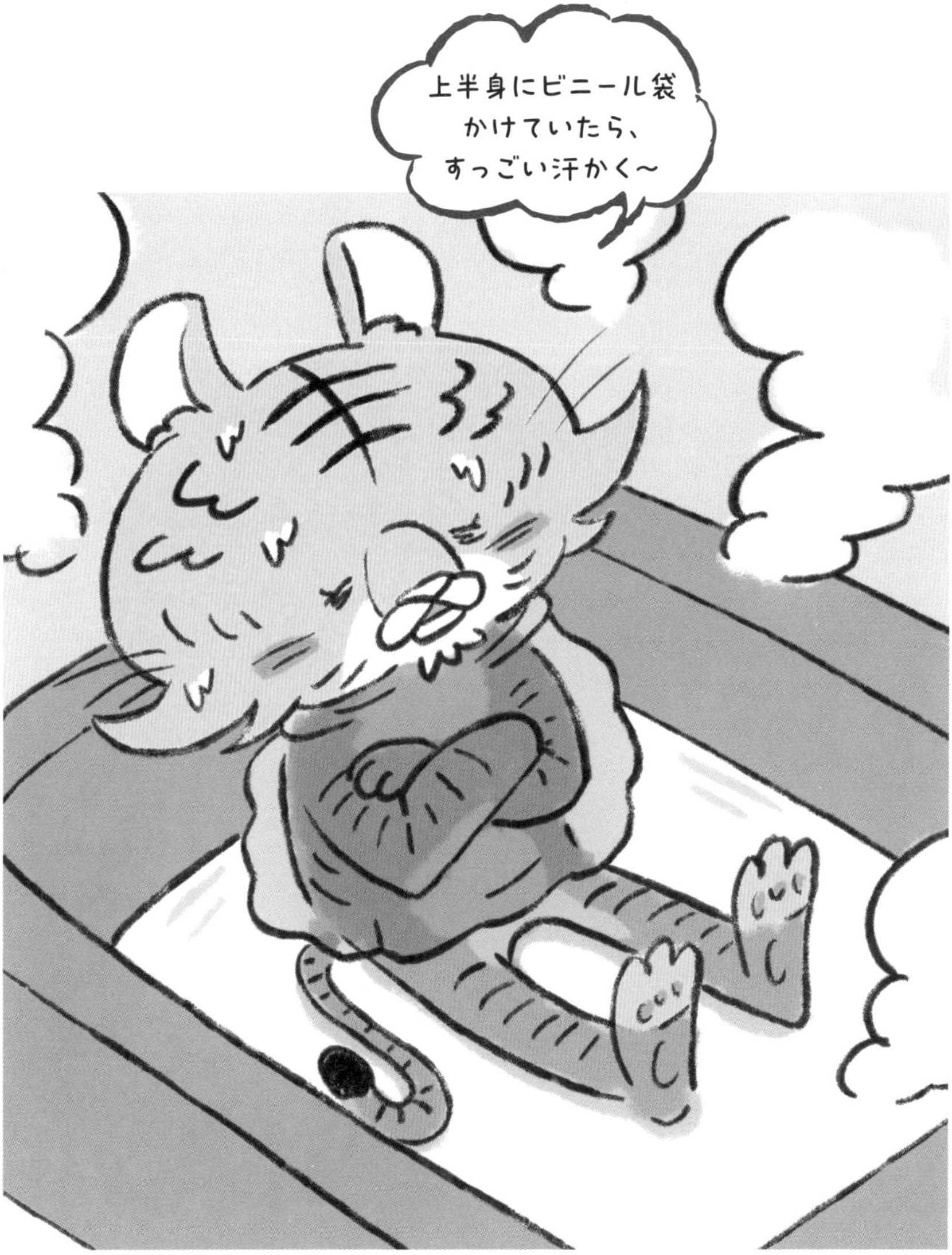
上半身にビニール袋
かけていたら、
すっごい汗かく～

おわりに

サウナの世界は奥深い！

ここまで、サウナのディープな世界を紹介してきましたが、いかがでしたでしょうか？

でももっと楽しむには、温泉浴や日光浴、森林浴などのさまざまな「浴」だけでなく、「食事」「運動」「睡眠」などのアクションを「かけ合わせたメソッド」が重要になってきます。さらにそのメソッドには「目標」や「目的」の他に「誰と」「どのように」「どうやって」「どれくらいの時間で」などのプロセスも同じくらい大切です。

たとえば「ととのう」は、サウナ浴↓冷水浴↓外気浴をかけ合わせたサウナメソッドです。誰と行くのか、どのサウナへ行くのか、どうやってととのうのか、どれくらいの時間でととのうのか、そしてととのった後には何をするか、そのプロセスによって楽しみ方が変わります。

本当に正しくサウナを理解すると、無限の可能性を秘めたサウナメソッドをあなた自身が自由に作り上げることが可能となります。今度は自分でどんな浴とアクションをかけ合わせるのか、どんなプロセスでサウナに行くのかを自由に考えながらプランを作りましょう。

状況に合わせてサウナを楽しめる技術を身につけることで、今までのサウナの概念そのものが変わるのです。

一生サウナとつきあって人生を楽しみましょう。

お風呂のソムリエ　松永　武

BOOK STAFF
編集・制作　株式会社ナイスク（https://naisg.com）
松尾里央　高作真紀
執筆協力　地蔵茂樹
イラスト　イケウチリリー
装丁・本文デザイン　小林沙織

とことん楽《たの》しむ サウナの世界《せかい》

2023年　3月20日　第1刷発行

著　者　松永《まつなが》　武《たけし》
発行者　吉田芳史
印刷所　株式会社　文化カラー印刷
製本所　大口製本印刷　株式会社
発行所　株式会社　日本文芸社
〒100-0003　東京都千代田区一ツ橋1-1-1 パレスサイドビル8F
TEL 03-5224-6460　［代表］

内容に関する問い合わせは、小社ウェブサイトお問い合わせフォームまでお願いいたします。
URL https://www.nihonbungeisha.co.jp/

Printed in Japan 112230306-112230306 Ⓝ01 (240096)
ISBN978-4-537-22092-6
編集担当　岩田裕介